心脏能谱 CT 临床应用

Clinical Application of spectral Cardiac CT

主　编　张立仁
副主编　范丽娟
编　者　（以姓氏笔画为序）
　　　　史轶伦　付东海　刘　建　刘　喆　刘世辰
　　　　刘艳平　刘华阳　刘军波　孙凤伟　李　旭
　　　　李　硕　吴学胜　应援宁　张计旺　张立仁
　　　　张津瑀　张晓浩　陆　伟　范丽娟　周　伟
　　　　徐冬生　董　智　管延芳

人民军醫出版社
PEOPLE'S MILITARY MEDICAL PRESS
北　京

图书在版编目（CIP）数据

心脏能谱CT临床应用/张立仁主编. —北京：人民军医出版社，2013.10
ISBN 978-7-5091-7020-5

Ⅰ.①心…　Ⅱ.①张…　Ⅲ.①心脏病—能谱—计算机X线扫描体层摄影—诊断学　Ⅳ.①R816.2

中国版本图书馆CIP数据核字（2013）第221948号

策划编辑：高爱英　　　文字编辑：刘新瑞　　　责任审读：吴　然
出版发行：人民军医出版社　　　　　　　经销：新华书店
通信地址：北京市100036信箱188分箱　邮编：100036
质量反馈电话：（010）51927290；（010）51927283
邮购电话：（010）51927252
策划编辑电话：（010）51927300—8172
网址：www.pmmp.com.cn

印刷：北京天宇星印刷厂　　　装订：恒兴印装有限公司
开本：889mm×1194mm　1/16
印张：12　字数：236千字
版、印次：2013年10月第1版第1次印刷
印数：0001—2000
定价：158.00元

内容提要

　　本书在介绍心脏成像基础知识和能谱成像技术以及心脏能谱技术优势的基础上，对低辐射剂量、低对比剂冠状动脉图像和高心率冠状动脉成像、冠状动脉斑块、管腔狭窄病变、支架术后、旁路移植术后和心肌病变成像、临床胸痛三联症筛查成像、小儿复杂先天性心脏病的容积螺旋穿梭技术成像和其他心脏病例成像进行了详细讲解。书后列出近年来与心脏能谱成像有关的参考文献，附录中列出了各种心脏成像（包括能谱成像）的冠状动脉扫描方案，并附有冠状动脉扫描患者知情同意书及扫描流程和注意事项供读者参考。本书可以作为从事 CT 工作，特别是心脏 CT 工作人员的专业参考书，也可供临床心脏内、外科专业人员及医学院校影像专业师生和相关专业工作者阅读参考。

序 一

近年来医学影像发展迅速，尤其 CT 设备、技术和临床应用的进展引人注目。能谱 CT 作为 CT 领域的一项新技术，随着其基础研究的深入，临床应用的逐步进展受到关注，同时，对于冠心病的检诊，冠状动脉 CT 成像亦快速发展，且与 CT 能谱技术结合的能谱 CT 冠状动脉成像也已有效地进入临床。但值得注意的是 CT 应用的辐射剂量问题应引起充分重视，尤其对儿童及生育期妇女。众所周知，各种影像学技术，包括 CT、MRI、超声、核医学及普通 X 线和导管法心血管造影均各有优势和不足，仍应重视临床应用中的综合分析和优选应用，为广大病患提供影像学优质服务。

值此时刻，由泰达国际心血管病医院放射科张立仁主任医师担任主编，并组织科室专家、专业人员，以该院的实践经验为基础，参考新文献进展，编写的《心脏能谱 CT 临床应用》一书即将问世。迄今，国内各种影像学包括 CT 的专著已出版频多，但尚未见"心脏能谱 CT"的专著。本书共分 11 章，讲述能谱 CT 心脏成像技术及临床应用，共约 20 万字，图片 600 多张，可谓图文并茂，是一部反映能谱 CT 及其在心脏应用新进展的专著。祝愿并相信本书的出版，对推动我国能谱 CT 以及医学影像学的发展将会起到积极作用。

中国工程院院士

中国医学科学院阜外心血管病医院教授

2013 年 6 月

序 二

先进的 CT 设备、放射同仁的努力与放射影像学的不断规范、患者日益增长和临床医师的认可使得冠状动脉 CT 成像技术在我院蓬勃开展，并在临床工作中发挥了重要的作用。回顾 2003 年在这所心血管疾病专科医院使用冠状动脉 CT 成像初期，当大家在工作站屏幕上看到 360° 旋转的冠状动脉图像时兴奋不已，对每例患者的图像都精雕细刻。因此，当年本院放射科即获得了北美放射年会心脏最佳图像质量奖。冠状动脉 CT 成像技术近年来发生了诸多革命性的变化，如探测器材料的革新、覆盖范围的加大、与能谱成像匹配的高压发生器的改革、球管能力的提高、扫描速度的加快、心脏能谱扫描的实现、图像重建算法的进步和图像处理工作站性能的提高，所有这些变革无疑进一步提高了冠状动脉 CT 检查的成功率、准确性、可靠性和便捷性。

我院放射科经多年的努力工作，在低辐射剂量冠状动脉 CT 成像、高心率下冠状动脉 CT 成像、支架高分辨 CT 成像、冠状动脉能谱（去钙化冠状动脉病变精细分析、斑块成分分析）成像和小儿复杂先天性心脏病动态 CT 成像上均取得了明显进步，我们愿意把自己的经验、体会与同道分享。相信大家在阅读本书后会对 CT 在心血管领域的应用和进展有更深刻的理解与认识。

CT 是心血管疾病诊治中极其重要的"侦察兵"，是临床医师的"眼睛"和"准星"。高技术含量的设备必然会促进医疗、科研、教学的进步，这是设备厂家与医院互惠共赢的结果。在分享高端 CT 精美图像的同时，我会鼓励本院放射科专家们继续努力，进一步与心脏内、外科和其他医技部门同道沟通，进一步挖掘设备潜力，以积累更多的临床经验，更规范化地应用好这项技术，探索解决更多的难题，使 CT 在心血管疾病诊治中发挥更大的作用，从而最大限度地造福于广大民众。

泰达国际心血管病医院院长

2013 年 6 月

前　言

　　2004 年底全球首次推出 64 排 CT，迅速在心脏和冠状动脉成像上得到应用，至 2008 年底已在临床上取得了令人瞩目的进展，同时确立了 64 排 CT 在冠状动脉成像中的地位。其后各个著名的设备厂家对 CT 心脏技术制订了各自的策略，走不同的发展之路，都将更高端的设备推向市场，被称之为"后 64 排 CT"时代。

　　CT 已经成为心脏大血管疾病临床中筛查、诊断、随访的一个重要手段，64 排（层）螺旋 CT 冠状动脉成像也已经在冠心病的诊疗中广泛应用。当前，能谱 CT 对冠心病的潜在价值正在得到大家的关注。心脏能谱 CT 的成像、重建、诊断模式与常规 CT 有所不同，只有充分理解其基本原理、影像表现、临床应用，才能使这一手段在临床发挥其应有的作用。

　　作为心血管疾病专科医院，我们从 2003 年即开始开展冠状动脉 CT 成像研究，并于 2010 年下半年开始了"高分辨 CT（即 Discovery HD 750）"的使用，至 2012 年底累计的冠状动脉 CT 成像病例达 15 000 例以上。能谱冠状动脉成像的问世又将冠状动脉的应用推向了一个新的高峰，能谱图像已在斑块、血管病变、心肌血流成像方面显示出更广泛的应用潜力。我们将多年的临床实践经验编撰总结成书，以展示冠状动脉 CT 成像的临床应用价值。

　　本书重点介绍后 64 排高端 CT 设备在控制冠状动脉辐射剂量、应用低剂量对比剂成像、实现高心率冠状动脉成像、高分辨支架图像、冠状动脉粥样硬化斑块能谱分析、能谱冠状动脉去钙化、能谱胸痛三联症筛查、复杂先天性心脏病动态容积螺旋穿梭扫描方面的效果，有助于读者详尽理解冠状动脉成像的临床应用。另外，对做好冠状动脉 CT 成像的流程、各种扫描的参数与序列也进行介绍，有助于读者结合实际解决工作中的问题。本书全部资料均来自本院临床实践，部分病例有血管造影作为"金标准"对照，理论融入实践，图文并茂，加深读者理解。

　　能谱 CT 冠状动脉成像目前仍处于临床应用早期，还有诸多问题需要深入探讨解决，对于本书的不足之处，恳望读者批评指正。

张立仁

泰达国际心血管病医院

2013 年 6 月

目 录

第 *1* 章　心脏成像技术

心血管疾病已经成为人类健康的最大威胁之一。心血管 CT 凭借其无创性、便捷性、高效的阴性预测值和敏感性逐渐成为心血管疾病的必备影像学检查手段。

随着技术的不断进步，心脏 CT 的应用范围也在不断扩大，不仅能为评价冠状动脉的解剖和生理提供检查，而且还可以评价心脏的结构、功能和心肌的活性。在这些新兴心脏 CT 技术当中，冠状动脉能谱 CT 是最先进的技术平台。通过众多的创新性技术，冠状动脉能谱 CT 不仅实现了自然心率高分辨心脏成像、低剂量心脏成像，而且将 CT 能谱成像应用于心脏和冠状动脉，实现了钙化的去除、心肌血供的定量测量和斑块的精确定性。

本章简要地回顾了心脏 CT 的技术发展历史和心脏 CT 性能的重要评价指标，着重阐述冠状动脉能谱 CT 平台的各项技术特点，为读者深刻理解后续章节所论述的临床应用奠定基础。

第一节　心脏 CT 技术的发展历史

20 世纪 70 年代，Godfrey Hounsfield 博士发明了第一台 CT 扫描机，并且进行了临床头部扫描，由此获得 1979 年诺贝尔医学和生理学奖。他在获奖感言中提到，冠状动脉检测可能是 CT 下一个有前途的发展领域，在特殊扫描条件下有可能检测到冠状动脉。此后，CT 经过几次技术革命，在机器设备、技术方法、科学研究和临床应用等各方面都有了飞速的发展。

诞生于英国的第一个 X 线 CT（EMI-Scanner）只能做大脑断层扫描，而且每个影像扫描一次需要 4min，再传输完成重建成像需要 7min。其机械性运动属于平行旋转式，一次转 1°，总共是 180°。由于采用笔形 X 线束和只有 1 ~ 2 个探测器，所采数据少，所需时间长，图像质量差（图 1-1）。

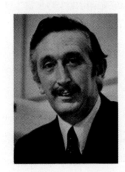
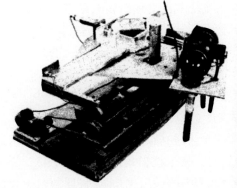
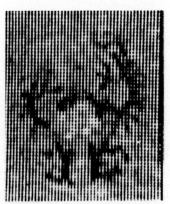

Godfrey N.Hounsfield

图 1-1　Hounsfield 博士的第一台 CT 及第一张头扫描图像

单排螺旋 CT 的发明是由于滑环技术的引入，实现了从层面扫描到容积扫描的飞跃，使以往需 10 ～ 30min 的检查在 1min 内即可完成。滑环技术以铜制的滑环和碳刷接触导电，实现单向连续旋转扫描，一次屏气即可完成整个需要检查的范围，而不必分开扫描。

由于心脏是一个始终处于自主运动的器官，因此心脏检查曾经是非螺旋 CT 和单排（层）螺旋 CT 临床应用的盲区。因为非螺旋和单排（层）CT 的时间分辨率对于心脏搏动来说很低，不能完成心脏搏动冻结进行成像。20 世纪 80 年代初，出现了电子束 CT，使冠状动脉的 CT 成像得以实现，当时的电子束 CT 大多数只做一些无创性的冠状动脉钙化评价，其他的应用如评估冠状动脉的狭窄等还是非常有限的。

电子束 CT（EBCT）的概念被 Boyd 等进一步扩充，并由此产生了商用产品 Imatron（GE 医疗）扫描机（图 1-2A）。在 EBCT 中，偏转磁场控制电子枪发射出电子波束，轰击放置在机架底端的半圆形阳极靶。通过这种方式产生的轫致辐射穿过病体，被放置在病人上方的半圆弧形探测器阵列接收。与传统 CT 不同的是，EBCT 完全不需要机械运动，这使得在很短的时间内（最少 0.05s，通常实践中 0.1s）完成扫描成为可能。EBCT 第一次实现了忽略心脏运动的影响而得到相对清晰的心脏和大血管的图像。

图 1-2B 是 EBCT 系统上得到的急性主动脉夹层 Stanford A/DeBakey Ⅰ型图像。在出现症状 8h 后用 0.1s 的扫描，这幅图像上能够清楚地看到升主动脉内膜的撕裂口（箭头）。EBCT 曾经安装在主流的心血管研究中心，随之而来的还有各种的临床应用，例如钙化积分。EBCT 使 CT 心脏影像第一次达到了临床应用的标准，对于 CT 心功能评价也具有非常重要的价值。

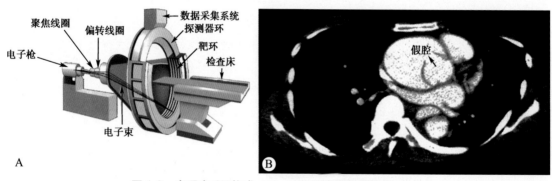

图 1-2　电子束 CT 构成（A）及临床心脏扫描图像（B）

尽管 EBCT 有极大的影响，但这项技术也受到诸多的限制。例如，输出波束的限制导致放射光子数比常规 CT 有所降低，数据获取不足导致空间分辨率差等。为了达到更好的图像质量，EBCT 引入了某些新技术，然而，螺旋 CT 的迅速发展逐渐减弱了人们对 EBCT 的关注度。

CT 技术的进展，尤其是多排螺旋 CT 的出现实现了心血管疾病的无创诊断。螺旋 CT 可以在检查床以恒定速度平移的同时连续不断地获得投影数据，极大地减少了扫描时间。另外，螺旋 CT 的采样方式使得它在 Z 轴方向的采样密度是均匀的，因此可以在任意位置上重建图像（图 1-3）。

文献报道的最早利用螺旋 CT 进行心脏扫描是在 1992 年，这项研究通过 1 秒 / 圈旋转、2mm 层厚、30s 连续的螺旋扫描得到原始数据，采用投影角度每次增加 45° 的数据进行图像重建，最终得到 120 幅时间上连续的图像。从这 120 幅图像中，心脏舒张期的图像数据被提取出来并在 Z 轴方向上排序，然后用三维容积再现（VR）重建出冠状动脉影像（图 1-4 左上）。用这种重建方式得到的图像虽然空间分辨率有较大局限性，但这是人们第一次看到的三维 CT 冠状动脉图像。此后，通过

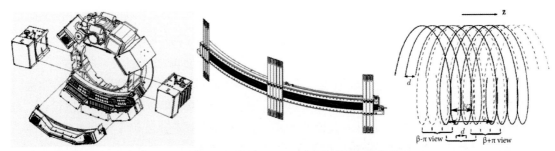

图 1-3　多排螺旋 CT 构成，探测器结构和螺旋扫描原理

提高旋转速度，引入 ECG 门控和三维容积重建，螺旋 CT 图像质量得到了进一步的改善（图 1-4 右上）。1999 年，四排螺旋 CT 被研发出来，旋转速度提高到 0.5 秒 / 圈，冠状动脉图像质量得到了进一步的提高（图 1-4 左下），心脏 CT 的发展进入到多排螺旋 CT 的高速发展期。2002 年，16 排螺旋 CT 的出现，心脏 CT 进入了临床应用阶段（图 1-4 右下）。

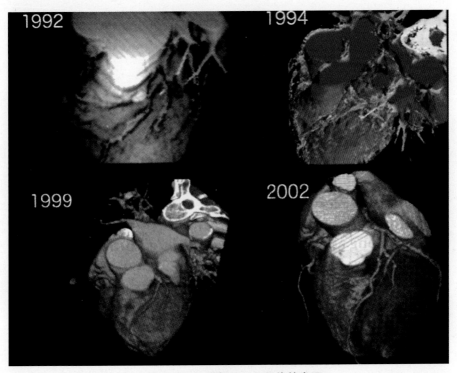

图 1-4　心脏螺旋 CT 影像的发展

相对于单排螺旋 CT 而言，多排螺旋 CT 采用阵列探测器和多通道数据采集系统，机架旋转一圈能同时获得多个层面的断层图像，大大提高了扫描速度和空间分辨率。最初的多排螺旋 CT，X 线管旋转一周所完成的容积数据采集只可重建出 2 或 4 层图像，之后在短短的几年内，又相继推出了 8 排、16 排、32 排、40 排和 64 排。64 排螺旋 CT 是 CT 心脏成像的一个里程碑，LightSpeed VCT（GE 医疗）是其中的代表作。64 排螺旋 CT 一次采集可获得 128 层图像，可以在不到 5s 的时间内完成心脏扫描，使心脏 CT 成为临床常规。如今的多排螺旋 CT 已经发展到 128 排和 320 排，其中 320 排 CT 可以在一个心动周期内完成全心的扫描。但是宽体探测器固有的锥形束伪影问题，使宽体探测器的图像质量受到极大的挑战。如何有效解决宽体探测器的锥形束伪影问题是多排螺旋

CT 发展面临的主要问题。

随着多排螺旋 CT 心脏成像技术的发展，更多的心脏扫描序列被开发出来。心脏扫描要求数据采集和图像重建与心电图信号（ECG）联动。ECG 波形可以帮助预测心脏的运动期相，用 R-R 间期的百分比来控制心脏图像产生的期相位置。心电门控有前瞻性和回顾性两种模式。前瞻性门控通过 ECG 监测患者心电信号，根据心动周期 R-R 间期，开始曝光的期相被设置在扫描协议中，如 R-R 间期的 60% 或 70%，CT 在 R-R 间期根据预设的期相启动扫描和重建（图 1-5A）。回顾性门控模式下患者的心电信号被连续监测，同时以螺旋扫描方式连续采集数据（图 1-5B），扫描投影的数据和心电信号被同步记录。扫描完成后，患者的心动周期信息被回顾性地用于图像重建。

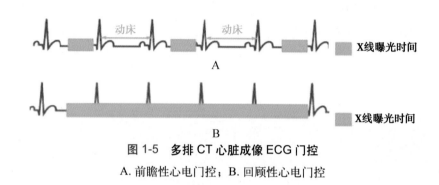

图 1-5　多排 CT 心脏成像 ECG 门控

A. 前瞻性心电门控；B. 回顾性心电门控

第二节　心脏 CT 性能的重要指标

一、心脏扫描时间分辨率

心脏 CT 成像的时间分辨率是指重建心脏 CT 图像所需要的时间窗宽度。心脏 CT 成像设备需要有较高的时间分辨率来应对心脏的快速跳动。冠状动脉紧贴心肌，而心肌在整个心动周期不断搏动，因此需要在冠状动脉成像期间冻结心脏的搏动。图像的重建可采用单扇区或多扇区扫描数据。单扇区重建指的是每一幅图像用一个心动周期内的半扫扫描数据进行重建，多扇区重建指的是每一幅图像用多个扇区内相邻期相的半扫扫描数据进行重建。

心脏成像需要在心脏运动相对较少的时间窗内进行。心动周期中相对静止的期相是舒张期，所以通常冠状动脉成像在舒张期内进行。理想的心脏成像时间窗宽度是心脏 R-R 间期的 10%。如心率为 60/min（心动周期为 1s）的心脏成像，完美的冻结心脏时间分辨率是 1s 的 10%，也就是 100ms。

为了达到更高的时间分辨率，目前有以下几种关键技术。

1. 提高旋转速度　以单扇区重建为例，在单扇区扫描中，断层图像重建需要的 CT 图像数据为球管旋转 180°再加上一个扇角可得到的数据，由此也就确定了单扇区重建能够达到的时间分辨率。因此，为了提高时间分辨率，CT 机架的旋转时间也越来越快。目前，市面上最快的机架旋转时间约为 270ms，单扇区扫描的时间分辨率可达 140 ～ 150ms。

2. 多扇区重建　单扇区重建由于机架旋转速度的影响，时间分辨率的提高有限。在多扇区重建方法中，选用不同心动周期相应期相不同部分的数据，各扇区数据的总数等于图像重建所需的扫描数据，这等于缩短每一心动周期内时间窗的宽度，结果是冠状动脉成像的时间分辨率得到了改善。

该方法的时间分辨率一般可达80～250ms。

3. 双球管系统　双球管CT采用两套X射线发生装置和两套探测器系统成一定角度安装在同一平面，进行同步扫描。两套X射线球管既可发射同样电压的射线也可以发射不同电压的射线，从而实现数据的整合或分离。由于双球管CT具备在X-Y平面上间隔90°的两套数据采集系统，机架旋转90°就可以获得180°的数据。机架旋转一周的最短时间为0.28s，单扇区采集的时间分辨率因此达到了75ms。

4. 冠状动脉运动追踪冻结技术　冠状动脉运动追踪冻结技术（SnapShot Freeze，SSF）通过高分辨采样得到心脏运动过程中的一系列图像，对相邻期相的图像运动信息进行迭代傅里叶变换，在频域对冠状动脉运动（路径和速度）进行分析和建模（motion characterization），从而对运动模糊进行矫正，消除残余的运动伪影，有效地压缩重建时间窗，其有效单扇区时间分辨率高达29ms。

二、心脏CT的图像质量

心脏CT成像图像质量好才能清楚显示冠状动脉各级细小分支。冠状动脉从主动脉发出后的直径只有3～4mm，远端在1mm以下，只有足够好的图像质量才能显示细小的冠状动脉分支。

决定心脏CT成像图像质量的是空间分辨率和密度分辨率。空间分辨率是指CT能分辨紧密靠近的物体的能力。空间分辨率经常在两个正交方向上测量：（x-y）平面内和垂直于（x-y）平面（z方向）。密度分辨率，也称之为低对比度可探测能力（LCD），是CT系统从背景中区分一个低对比度物体的能力，是CT和常规射线照相之间的关键区别。

图像质量是由探测器材质和准直（探测器单元的Z轴方向宽度）、采样率及重建方法综合决定的。

探测器材质对CT系统的图像质量具有决定性的影响，采用的材质决定了探测器的初始速度和余晖效应，初始速度是探测器对X线射入时的起始响应速度。探测器对X线响应的初始速度越快，系统就有潜力得到更高采样率的投影数据。余晖效应是当X线关闭的时候探测器的恢复速度，余晖效应越小，探测器能够越快地结束对本次投影的采样，不会对下一次采样造成累积残留。宝石探测器对X线的响应时间为0.03μs，是普通探测器速度的100倍，余晖效应为0.001%，是普通探测器的1/4。响应速度快和余晖效应小的探测器从数据采样这一根源上提高了空间分辨率。

CT扫描机使用Z轴方向单元宽度为0.5～0.625mm的探测器，由此就可以得到微小目标的细节图像，提供了多平面重组心脏解剖结构所需的Z轴方向的分辨率。最新的数据采集系统（DAS）可以迅速得到高采样率下的信号，减少余晖效应导致的伪影，提高信噪比，保证图像真实性。

迭代重建算法是近几年兴起的提高图像质量的方法，具有代表性的是ASiR和VEO。迭代重建算法是对真实CT系统X射线光子穿过物体并到达探测器的整个过程进行建模。与传统的滤波反投重建方法不同，迭代重建算法考虑了X射线光子和物体相互作用，通过计算光子进入体素的具体方位和路径来考虑重建像素的大小和尺寸。在重建过程中，根据CT影像链模型对被迭代图像进行正投，然后得到的正投数据根据当前探测器接受到的投影数据进行补偿和反投，进一步修正迭代图像。随着迭代次数增加，图像越来越逼近真实图像。研究显示，迭代平台ASiR可以将密度分辨率提高50%，高分辨迭代平台VEO可以将空间分辨率提高61%。

本书所介绍的冠状动脉能谱CT就应用了宝石探测器、高分辨DAS和ASiR迭代重建平台。宝石探测器的高响应速度使得提高采样率成为可能。新的迭代重建算法充分发挥了宝石探测器高响应速度和低余晖效应的优势，结合探测器准直技术和最新的数据采集系统（DAS），在同样X射线强度（剂量）下，CT系统兼顾了提高图像空间分辨率与抑制高采样率导致的高噪声，达到了高空间分辨率和高密度分辨率的平衡。

三、心脏扫描剂量

在心脏 CT 中，放射剂量是一个需要考虑的安全性问题。普遍的共识是过多的 X 线辐射会带来致癌的风险。2007 年美国心脏协会关于心脏 CT 检查的科学报道中引用了 FDA 网站的内容，报道指出 10mSv 的 CT 检查可能导致致癌风险，风险系数是 1/2000。随后更多大样本、多中心研究显示，这个风险系数在儿童和年轻患者、女性患者中更高。

随着 CT 心脏成像技术的进步，一些成熟的降低剂量的方法已经广泛应用于临床。这些技术包括：基于 ECG 的管电流调控技术、前门控轴扫描技术、基于 BMI 的 kV/mA 设置技术、大螺距心脏扫描技术、迭代重建技术。这些技术的成熟联合使用，使心脏扫描的剂量降低了 50% 甚至更多，在 BMI 较小、心率较低的心脏扫描中，联合使用各种低剂量心脏扫描技术，可以做到亚 mSv 的心脏 CT 扫描。本书第 2 章将对心脏低剂量扫描技术进行更细致的探讨。

四、CT 冠状动脉能谱成像性能

CT 能谱成像的概念早在 20 世纪 70 年代 CT 诞生的初期就提了出来，Hounsfield 博士在 1973 年对 CT 的描述中就提到了用能谱成像来提高对物质组成的区分和定性。

在传统的 X 射线 CT 系统中，X 射线是由高能电子轰击重金属靶的过程中的韧致辐射现象产生的。该过程中，电子的能量转化为 X 射线光子，这些 X 射线光子覆盖了很宽的能量范围。X 射线球管阳极和成像物体之间的材料滤过了低能量的光子，形成典型的入射光子能谱（图 1-6 实线所示）。穿过物体后的射出光子能谱进一步向高能量区域偏移（图 1-6 虚线所示）。该射线硬化的现象将为 X 射线衰减系数的测量带来不确定性，当射线衰减路径变长时，得到的衰减系数将会变小。根据 X 射线 CT 的基本原理，想要得到精确的重建图像，必须保证衰减系数在所有方向角度的测量中保持固定不变。而这个条件对于非单色的 X 射线光谱来说很难得到充分满足，从而会在图像上观察到明显的伪影。为了缓解该问题，现代 CT 系统采用一种校正方法，该方法将射线穿过水或类似水的材料后的投影值重新映射，使该值与 X 射线的衰减路径长度成线性关系。此校正方法保证了水的衰减系数为一常数，从而消除了射线硬化现象给水的测量带来的不确定性。但其缺点是，当组织中含有大量非水物质，如骨头或造影剂时，仍能从图像上观察到这些物质的周围区域的伪影，而这些伪影通常会影响诊断。

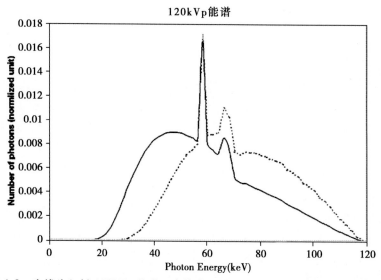

图 1-6　实线为入射 120kVp 能谱，虚线为经过 20cm 厚的水后的 120kVp 能谱

　　要解决上述的 X 线硬化效应带来的伪影、CT 值不准和成分鉴别等问题，就需要 CT 能谱成像技术。CT 能谱成像利用两种能量的瞬时切换，可以在原始数据空间进行单能量重建和基物质重建，产生的单能量图像可以有效的去除硬化伪影、提高对比度、提高病变结构的显示；基物质图像可以进行物质分离和物质的定量测量。

　　在心脏 CT 成像中有许多困难的问题需要用冠状动脉能谱成像来解决，包括软斑块和支架的精细显示、去除斑块的钙化从而进行精确狭窄诊断，心肌血供的定量测量和斑块的精细定性等，应成为现代心脏 CT 必备的高级功能。

第三节　冠状动脉能谱 CT 的技术特点

　　本书的临床实践和研究基于冠状动脉能谱 CT 平台（Discovery CT750 HD FREEdom Edition，GE Healthcare，Milwaukee，USA）。冠状动脉能谱 CT 是心脏 CT 领域一个划时代的工程技术产品，它应用了多个突破传统思维的创新技术，不仅提高了时间和空间分辨率，而且降低了扫描剂量，实现了自然心率的高分辨心脏解剖成像。最为重要的是，冠状动脉能谱 CT 将 CT 能谱成像（CT spectral imaging）成功地应用于冠状动脉，实现了冠状动脉能谱成像，这一项技术的应用解决了困扰心脏 CT 很久的钙化斑块问题、心肌灌注精确性问题和冠状动脉斑块成分分析的问题。

　　这些创新技术包括冠状动脉运动追踪冻结技术、心脏高分辨成像技术、冠状动脉能谱技术。

一、冠状动脉运动追踪冻结技术

　　冠状动脉运动追踪冻结技术（SSF）是一种提高心脏 CT 有效时间分辨率的全新采样和重建技术，是自然心率高分辨心脏成像的基础。

　　冠状动脉运动仍然是高心率时影响成像质量的主要障碍，是检查无法获得可以诊断图像的主要原因，也是右冠状动脉成像（RCA）中无法获得有效诊断的主要原因。

　　但是，冠状动脉运动是有自身规律的，这种规律可以通过特殊的采样方法记录下来，通过迭代方法计算冠状动脉的运动轨迹，从而重建出清晰的冠状动脉图像，这就是 SSF 的原理。

（一）冠状动脉运动的规律

　　冠状动脉的运动是有规律的。冠状动脉 3 个主要分支在心动周期的不同期相有着不同的运动速度和幅度。Husmann 对于冠状动脉运动规律的研究显示，左前降支及回旋支趋于随着左心室运动，右冠状动脉则与右心室运动同步，并同回旋支一起，在心脏舒张中后期易受心房收缩影响。三分支中，左前降支的运动最不明显，右冠状动脉的运动最明显，尤其右冠状动脉中段。图 1-7 显示的是右冠状动脉（A）左冠状动脉（B）回旋支（C）的运动速度（mm/s）和心脏期相的关系。分析图 1-7 提供的数据，如果心率 75/min，右冠状动脉的平均运动速度是 35mm/s，如果 CT 数据采集的时间分辨率是 75ms，CT 采样期间右冠状动脉产生了 2.6mm（0.075s×35mm/s）的血管运动位移。对于平均直径 3mm 的右冠状动脉来说，运动位移程度几乎等于冠状动脉血管本身的大小。在临床实践和文献报道中，我们经常看到 CT 右冠状动脉影像的运动伪影（图 1-8）。因此，仅仅靠提高 CT 机架转速和使用多扇区技术，不足以完全冻结冠状动脉的运动。这就需要对冠状动脉运动进行分析和重建，重新定义"冻结"冠状动脉的方法。

（二）SSF 的技术原理

　　冠状动脉运动追踪冻结技术（SSF）是一种全新的冠状动脉运动分析和冻结技术，其技术本质是通过高分辨采样得到心脏运动过程中的一系列图像，对相邻期相的图像运动信息进行迭代傅里叶

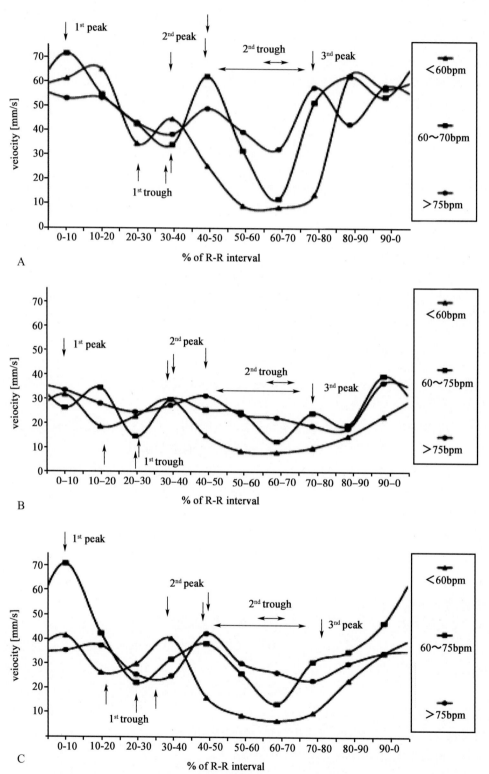

图 1-7　右冠状动脉（A）左冠状动脉（B）回旋支（C）的运动速度（mm/s）和心脏期相的关系

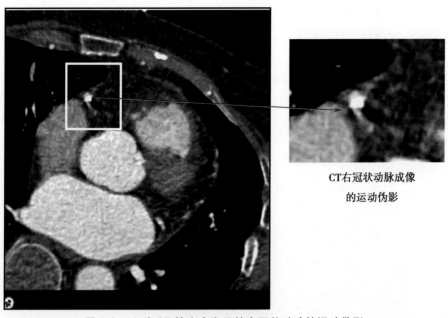

CT右冠状动脉成像
的运动伪影

图 1-8　心脏 CT 检查中常见的右冠状动脉的运动伪影

变换，在频域对冠状动脉运动（路径和速度）进行分析和建模，从而对运动模糊进行矫正，消除残余的运动伪影，有效地压缩重建时间窗，得到清晰的冠状动脉解剖图像（图 1-9）。SSF 通过对冠状动脉的 17 个节段进行运动分析，从而对每个冠状动脉体素的运动进行追踪和矫正。SSF 是冠状动脉能谱 CT 自然心率高分辨成像的基础。

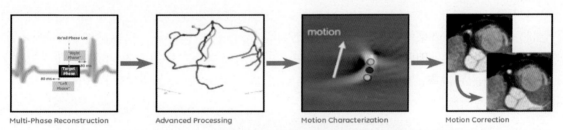

Multi-Phase Reconstruction　　Advanced Processing　　Motion Characterization　　Motion Correction

图 1-9　冠状动脉运动追踪冻结技术的工作步骤

　　SSF 是一种"单扇区"技术，与多扇区、多期相重建有本质的不同。不像多扇区重建，SSF 使用的是一个心动周期内相邻期相的图像信息来描绘冠状动脉在一个心动周期内的运动特点，因此心跳不一致以及心动周期、机架每周的共振点等这些影响多扇区重建的因素对其影响相对小。

　　SSF 技术可以和前门控、后门控、常规和高分辨扫描结合使用。

　　全球多个心血管中心研究表明，不控制心率的被测试者 CT 冠状动脉成像应用 SSF 重建进行检查，与常规重建模式相比，明显提高了图像质量、可判读性及精确性。

　　关于 SSF 技术的扫描协议和临床图像请参见本书第 3 章。

二、高分辨心脏成像技术

　　高分辨心脏成像（HD cardiac）是冠状动脉能谱 CT 的一个重要特点，它的可视空间分辨率达到 230μm，是行业图像质量的金标准。这个特点有利于清晰显示冠状动脉细节、支架内管腔和斑块的情况，为精确诊断提供准确信息。

设计一款高分辨心脏 CT 意味着要平衡设计获取图像数据的几个重要硬件：HD 数据采集系统、动态变焦球管和宝石探测器。这三个重要部分组成了冠状动脉能谱 CT 高分辨采样的技术三角。

（一）HD 数据采集系统

为冠状动脉能谱 CT 专门设计的高分辨 HD 数据采集系统（HD digital acquisition System）的采样速度高达 $136\mu s$，能在高分辨模式和任何转速下都实现 7131Hz 的采样率，这也是 CT 采样的行业标准。 图 1-10 对比了高分辨采样和标准采样，高分辨采样提高了数据密度，保证了所有转速下采样和图像清晰度的一致性。

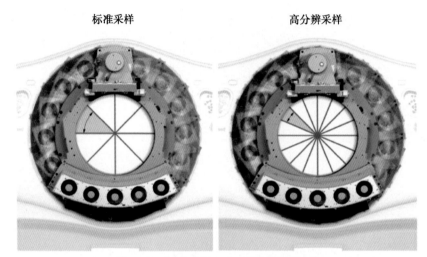

图 1-10　标准采样和高分辨采样的区别

图 1-11 对比了标准采样（A）和高分辨采样（B）的空间分辨率差别。很明显，高分辨采样提高了空间分辨率，高分辨采样物体边缘显示得更加清晰。值得一提的是，远离图像 ISO 中心的地方空间分辨率会自然下降，因此高分辨采样可以更多地提高 ISO 中心外图像的空间分辨率，这样就改善了整个视野内的分辨率。图 1-11 通过实例展示了这一优势，比较了两种采样技术下距离 ISO 中心 20cm 处的模型图像。

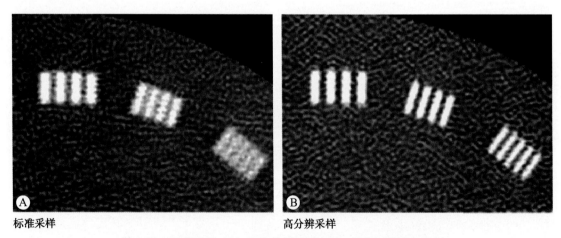

图 1-11　标准采样（A）和高分辨采样（B）的空间分辨率差别

（二）动态变焦球管

为实现冠状动脉能谱 CT 高分辨图像，研发出了全新的动态变焦球管（tube with dynamic

focus）。不增加 X 线输出和辐射剂量，通过全新动态变焦技术，从更多视角采集到更多的信息，从而实现高分辨的目的。

如图 1-12 所示，通过轻微偏转 X-Y 平面内焦点的位置，可以在多个探测器单元的不同视角上获得同一物体的信息，从而精确描述物体的位置和提供更高分辨率的图像。与传统 Z 轴飞焦点技术不同，这种动态变焦技术提高了轴位图像的分辨率，达到轴位图像的高分辨，是高分辨的最佳解决方案。

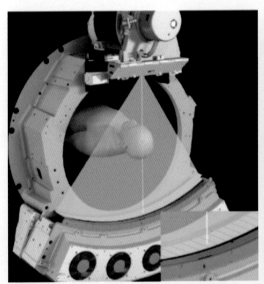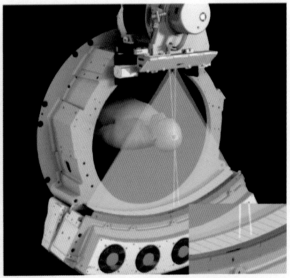

图 1-12　动态变焦技术工作原理

（三）宝石探测器

高分辨 DAS 和动态变焦球管带来的高采样率要求探测器反应速度要足够快，宝石探测器（gemstone detector）选用了宝石材质，从而具备了 0.03μs 的反应速度，这种超快速度使得冠状动脉能谱 CT 很好地利用 DAS 快速采样和 X 线球管动态焦点偏转的性能，在临床上大幅度提高了图像的空间分辨率。

通过 HD DAS、动态变焦球管和宝石探测器的平衡设计，冠状动脉能谱 CT 产生了高分辨的冠状动脉解剖图像。图 1-13 对比了常规条件和高分辨条件的心脏 CT 图像，可以清晰地看到高分辨心脏 CT 图像能更清晰地观察支架和支架内的管腔状况。

常规心脏CT图像　　　　　　　　　　　高分辨心脏CT图像

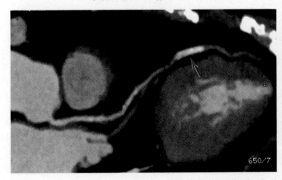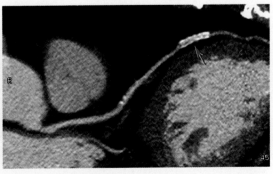

图 1-13　常规和高分辨心脏 CT 图像的对比

三、冠状动脉能谱成像

CT 能谱成像（gemstone spectral imaging）是能量 CT 技术的高级阶段。和初级的图像空间双能量减影不同，CT 能谱成像能够在原始数据空间（projection space）进行能谱重建，突破传统混合能量的局限，实现单能量成像、能谱曲线分析、基物质成像和有效原子序数分析等能谱独有的临床功能。能谱成像已经被证实在肿瘤成像、血管成像和功能成像等领域具有独特的临床价值。

冠状动脉能谱 CT 是能谱技术的新进展，全新设计的硬件实现了对心脏特别是冠状动脉的能谱采样和重建，在临床上全面拓展了心脏 CT 的价值。

（一）冠状动脉能谱的硬件设计

1.0.25ms 单源瞬时 kVp 切换技术　能谱成像需要对同一动态解剖结构进行双能的采样数据在时间和空间上的完全匹配，实现数据空间的能谱解析。这就要求在同时、同向的条件下获得两种不同能量的信息。因此，单源瞬时 kVp 切换技术成为目前能谱成像的最佳解决方案。体部能谱的瞬时切换和曝光周期是 0.5ms。但是要实现冠状动脉能谱，就要求用单源瞬切的方法去冻结快速跳动的心脏和运动速度更快的冠状动脉。这意味着要在心脏舒张末期几十毫秒的时间窗内进行上千次双能瞬切采样（图 1-14），这就要求更快的 kVp 切换速度。

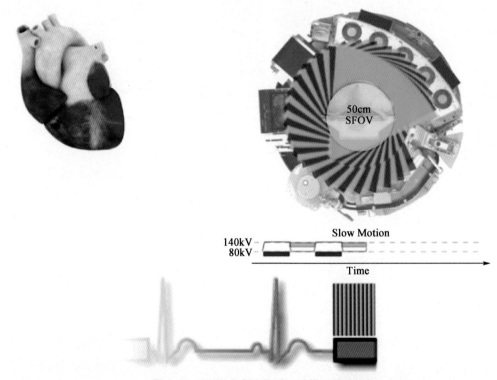

图 1-14　冠状动脉能谱瞬切采样工作图

0.25ms 瞬切技术的诞生使两种能量可以在 0.25ms 内完成能量转换和曝光，完美的用能谱冻结了快速跳动的心脏，实现了冠状动脉能谱（图 1-15）。

2. 宝石探测器（Gemstone detector）　0.25ms 瞬切技术要求匹配一个反应速度很快的探测器，这样瞬时切换的高低能量 X 线可以被探测器快速接受并转化成为可见光，同时探测器及时恢复常态，准备下一次数据的接收和转化。这就要求探测器具备快速的初始速度和优秀的余晖效应。冠状动脉能谱 CT 应用的宝石探测器就具备这两个特性。

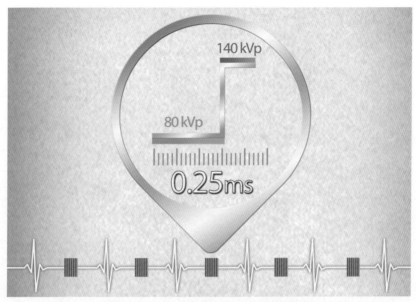

图 1-15　0.25ms 冠状动脉能谱瞬切采样

　　宝石探测器选用了 Garnet 分子材料架构，并在此架构的基础上添加了相应的稀有元素，形成了全新的宝石 Gemstone 材质（图 1-16）。这种分子结构的材质具有快速、高效、稳定的特性，对 X 线的响应速度达到 0.03μs，比稀土陶瓷探测器快 100 倍；余晖效应实现了 0.001%（40ms），是稀土陶瓷材质探测器的 1/4。这些优秀的探测器性能可以完全满足 0.25ms 瞬切技术对探测器的苛刻要求。

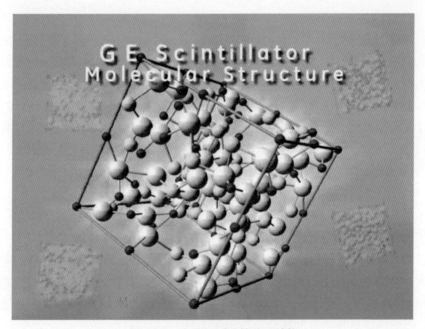

图 1-16　宝石探测器的分子结构

　　3. 能谱数据空间重建（GSI projection space reconstruction）　能谱区别于双能量减影的重要之处在于能量数据重建的位置。双能减影是在图像后处理工作站上对两个能量的 Dicom 图像进行减影，通过双能减影指数来进行分析。而能谱的重建是在主机上完成。

宝石探测器接收的"同时、同向"的双能量投影数据（projection data）在能谱主机进行了精确匹配、基物质重建和单能量重建三个步骤，产生了全新的能谱数据（GSI data）。图 1-17 精确显示了能谱数据空间重建的全过程。

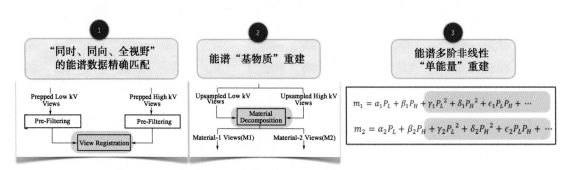

图 1-17　能谱数据空间重建的全过程

这些全新的能谱数据可以在能谱容积专业工作站 AW GSI Volume Viewer 上进行单能量图像、能谱曲线、基物质分析和有效原子序数的分析。

4. 能谱低剂量迭代（GSI ASiR）　ASiR（adaptive statistical iterative reconstruction）是业界第一个低剂量迭代重建平台，可以抑制由于曝光剂量较低而导致的图像噪声，从而实现了低剂量条件下的高分辨图像质量。

GSI ASiR 是将 ASiR 迭代重建技术整合到能谱的重建过程中，这样可以保证能谱成像在低剂量的情况下重建出高分辨的单能量图像。应用了 GSI ASiR 的冠状动脉能谱成像，可以实现亚 mSv 的冠状动脉能谱成像。

（二）冠状动脉能谱的临床工具

1. 冠状动脉单能量图像（monochromatic images）　冠状动脉能谱成像可获得 101 级（40 ～ 140keV）的单能量图像，通过调节单能量，能够找到实现最佳冠状动脉图像质量的单能量点。低能量级（50 ～ 65keV）单能量图像的密度分辨率较高，组织对比好，因此可用于显示更多解剖细节，例如软斑块和混合斑块、更细小冠状动脉分支及细小侧支循环等；而高能量级（110 ～ 140keV）的单能量图像能有效抑制硬化伪影和金属伪影，所以常用于冠状动脉支架及或冠状动脉严重钙化的精确观察。图 1-18 显示了同一支冠状动脉中有软斑块和支架，充分利用单能量图像的优势，可以在 60 ～ 70keV 的单能量区域精确显示软斑块，在 100 ～ 110keV 的单能量区域精确显示支架及支架内部管腔特征。

2. 去钙化技术（calcium free）　斑块和管壁的钙化会影响冠状动脉管腔的观察，根据 Atlanta I 研究，钙化的存在导致对冠状动脉狭窄的过度诊断，是心脏诊断假阳性的主要原因。

冠状动脉能谱 CT 可以进行物质分离，即根据需要选择任意两种基物质进行物质分离。冠状动脉钙化的主要成分是羟基磷灰石（hydroxylapatite，HAP），CT 对比剂的主要成分是碘。冠状动脉能谱 CT 可以选择羟基磷灰石和碘作为基物质，在碘基图像上去掉 HAP 钙化，从而更清晰地显示真实的血管内腔，进而保证更加精确的狭窄诊断（图 1-19）。

3. 能谱心肌灌注（myocardial perfusion）　心肌灌注是 CT 评价心肌活性的主要方法。传统的 CT 心肌灌注入高密度的对比剂后，不可避免地会导致心肌 CT 值受到硬化效应的干扰，产生 CT 值的漂移，而准确的 CT 值对该类分析研究至关重要。冠状动脉能谱成像中的单能量图像，可获得更可靠的 CT 值，为精准心肌灌注提供了必要的保证。

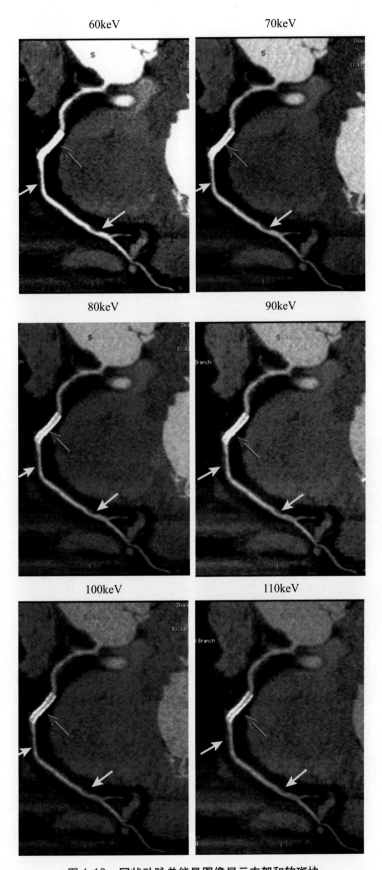

图 1-18　冠状动脉单能量图像显示支架和软斑块

钙基图（显示HAP）　　　　　　　　碘基图（去除钙化）

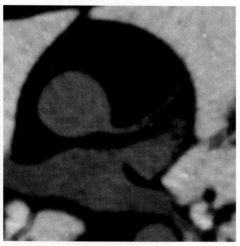

图 1-19　冠状动脉能谱碘基图去除钙化

而冠状动脉能谱 CT 的碘基图可以通过测量碘含量，定量的评价心肌的血供（图 1-20）。心肌缺血或梗死在碘基图像上直观表现为心肌某个分段局部碘含量低于周围组织，提示该部位血流灌注降低或缺失，结合相应冠状动脉分支血管的狭窄或闭塞病变，可进行解剖和功能的同步诊断，并指导制订相应的临床治疗对策。

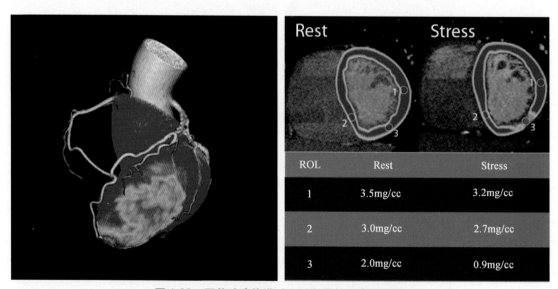

ROI	Rest	Stress
1	3.5mg/cc	3.2mg/cc
2	3.0mg/cc	2.7mg/cc
3	2.0mg/cc	0.9mg/cc

图 1-20　冠状动脉能谱对心肌血供的碘含量测量

4. 冠状动脉斑块性质分析（plaque spectral analysis）　动脉粥样硬化斑块的形成伴随着一系列分子和组织细胞的变化：脂蛋白沉积、炎性反应、平滑肌细胞增生、细胞凋亡、组织坏死、钙化及纤维化，这些变化导致了冠状动脉管壁特殊的组织成分和空间结构的变化。通过 CT 冠状动脉成像可以探测到斑块体积、正向重构过程、非钙化斑块中的脂蛋白沉积，以及斑块的钙化。多年的研究证实，对冠状动脉斑块定性和半定量的 CT 分析，有助于预测心血管病变，对急性冠状动脉综合征和门诊冠状动脉患者具有重要的临床价值。

斑块的定性分析是依靠 CT 值确定。在增强心脏冠状动脉 CT 成像中，充满对比剂的管腔的 CT 值通常在 200 ~ 500HU。任何管腔之外可识别的结构，只要它的 CT 值高于管腔或低于管腔都被认为是斑块的一部分。根据斑块中钙化和非钙化的比例，斑块通常被分为软斑块、纤维斑块、钙化斑块和混合斑块。表 1-1 总结了 2001 - 2009 年各项研究对斑块性质的 CT 值诊断标准。

表 1-1　钙化斑块、纤维斑块和软斑块的 CT 值诊断标准

作者（Ref.#）*	年份	扫描机	钙化斑块	纤维斑块	软斑块
EX vivo studies					
Becker	2003	4-slice	N/A	104 $\pm$ 28	47 $\pm$ 9
Schroeder	2004	4-slice	715 $\pm$ 328	70 $\pm$ 21	42 $\pm$ 22
Ferencik	2006	16-slice	135 $\pm$ 199	101 $\pm$ 21	29 $\pm$ 43
Xiao	2007	16-slice	429 $\pm$ 94	106 $\pm$ 17	53 $\pm$ 12
Xiao	2007	64-slice	435 $\pm$ 87	110 $\pm$ 19	51 $\pm$ 13
Galonska	2008	16-slice	1089+	67+	44+
In vivo studies（using IVUS as reference standard）					
Schroeder	2001	4-slice	419 $\pm$ 194	91 $\pm$ 21	14 $\pm$ 26
Carrascosa	2003	4-slice	449.1 $\pm$ 221.4	148.6 $\pm$ 36.6	75.7 $\pm$ 44.3
Caussin	2004	16-slice	Not reported	63.8 $\pm$ 18.9	12 $\pm$ 38
Leber	2004	16-slice	391 $\pm$ 156	91 $\pm$ 22	49 $\pm$ 22
Carrascosa	2006	4-slice	383.3 $\pm$ 186.1	116.3 $\pm$ 35.7	71.5 $\pm$ 32.1
Sakakura	2006	16-slice	721 $\pm$ 231	131 $\pm$ 21	50.6 $\pm$ 14.8
Irlart	2007	16-slice	561 $\pm$ 216	94 $\pm$ 44	38 $\pm$ 33
Motoyama	2007	16-slice	516 $\pm$ 198	78 $\pm$ 21	11 $\pm$ 12
Pohle	2007	16-slice	Not reported	121 $\pm$ 34	58 $\pm$ 43
Kitagawa	2007	64-slice	Not reported	67 $\pm$ 21	18 $\pm$ 17
Brodoefel	2008	64-slice‡	（＞ 437）	（70–158）	（–10–69）
Sun	2008	64-slice	772 $\pm$ 251	90 $\pm$ 27	79 $\pm$ 34
Hur	2009	64-slice	392 $\pm$ 155	82 $\pm$ 17	54 $\pm$ 13
Kim	2009	64-slice	Not reported	98.6 $\pm$ 34.9	52.9 $\pm$ 24.6

Mean $\pm$ SD in Hounsfield units.#Table references are available in the online appendix.+Reported as median value；SD not given. ‡Dual-source computed tomograph（CT）.

IVUS=intravascular ultrassound.

但是在混合能量下产生的 CT 值并不准确，因为相近性质的物质在混合能量下可能会表现为相似的 CT 值。不同性质的斑块其 CT 值差异性相对较小，单一参数分析具有一定的偶然性和不确定性。

冠状动脉能谱成像可以展示不同物质的能谱曲线，对成分的敏感性更高。利用能谱曲线可更精确地开展斑块性质的分析研究，尤其对于最易引起急性心肌梗死的易损斑块（脂质斑块）的探测具有重要的临床现实意义和广阔的应用前景。图 1-21 展示了应用能谱曲线探测到斑块内部的脂肪成分。

冠状动脉能谱 CT 各项创新技术为心脏冠状动脉 CT 拓展了应用前景，在本书的后续章节将对冠状动脉能谱 CT 的各项临床应用全面地展示。

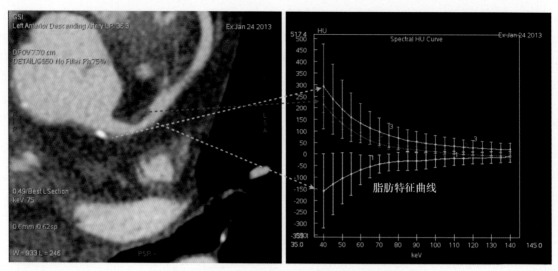

图 1-21　利用能谱曲线探测到斑块内部的脂肪成分

（李　硕　刘华阳　陆　伟　史轶伦　刘世辰　刘　建）

第2章 冠状动脉低辐射剂量、低浓度对比剂成像

64排螺旋CT冠状动脉成像正逐渐成为临床检查常规，但仍要面对众多需进一步完善和解决的问题，如何合理降低检查中的X线辐射剂量即为其中之一。当今大部分64排螺旋CT均具备两种扫描模式：前瞻性心电门控扫描（前门控）和回顾性心电门控扫描（后门控）。前门控扫描要求控制受检者心率<70/min，采用此种方式扫描，可明显降低辐射剂量。对于心率>70/min的受检者，可采用后门控扫描。选用此种扫描方式，通过后重建技术获得多期相数据，对病变进行进一步分析，但缺陷是辐射剂量明显加大。我们的宗旨应是在满足诊断要求和受检者状况允许的前提下，尽量控制心率采用前门控扫描完成检查。

在影响扫描剂量的众多因素中，受检者的体质指数（BMI）为不可调节因素，而受检者心率、扫描模式、管电压、管电流、扫描范围、对比剂用量、前门控时间窗补偿、后门控自动毫安调控及图像重建算法等均为可调节因素。我们通过调整可调节因素使扫描协议个体化，既满足诊断要求，又使每位受检者的扫描剂量最优化。

第一节 冠状动脉低辐射剂量成像要点

一、根据受检者体质指数设定扫描条件

当今最为常用的是根据受检者的身高、体重计算体质指数（BMI，kg/m^2），制定个性化的管电压值、管电流值，在满足诊断的前提下，尽量减少受检者的辐射剂量。以BMI为基础设定管电压时，对不同管电压受检者所受辐射剂量的影响进行研究，如选取120kV与100kV两组各30例行前门控冠状动脉成像，研究显示在两组患者的年龄、BMI、心率、管电流均匹配的条件下，当管电压从120kV降至100kV时，辐射剂量将会减少31%。选用100kV扫描时的平均有效辐射剂量（ED）仅为（0.98±0.23）mSv（表2-1）。

表2-1　不同管电压图像参数、放射剂量的比较

组别	信号强度 (HU)	噪声 (HU)	SNR	CNR	CTDIvol (mGy)	ED (mSv)
100kV 组	537±81.7	26.1±5.9	21.3±4.5	19.7±4.2	5.54±1.08	0.98±0.23
120kV 组	440±64.5	22.0±3.9	20.6±4.6	19.1±4.3	9.47±1.58	1.56±0.39
t 值	-4.389	-2.708	-0.530	-0.436	9.690	6.046
P 值	0.000	0.010	0.599	0.665	0.000	0.000

CTDIvol. 容积CT剂量指数；ED. 有效辐射剂量

临床上全面采用低剂量冠状动脉 CT 成像后，常规组与低剂量组两组患者的多组数据经统计学分析后提示以降低 kV 值来降低扫描剂量的方案是可行的，kV 降低后图像质量并无降低，且主动脉根部的 CT 值有所提高，噪声与信噪比基本保持不变。两组数据的管电流、扫描长度均无差异。管电压调节的标准参考如下：对 BMI ≤ 22.5，体重 ≤ 60kg 的受检者应用 80kV；对 BMI ≤ 28，体重 ≤ 85kg 的受检者应用 100kV（表 2-2）。

表 2-2　两组间影响辐射剂量各种参数的对比

变量	常规组（207 例）	降低剂量组（242 例）	统计值	P 值
患者变量				
年龄（岁）	54（45，59）	48.5（39.75，57.25）	U=20457.5	0.001
男	117（56.5%）	126（52.1%）	x^2=0.892	0.345
BMI（kg/m²）	25.6±3.4	25.7±3.4	t=-0.201	0.841
心率（次/min）	62.4±4.9	63.0±4.3	t=-1.459	0.141
扫描变量				
前门控（例）	164（79.2%）	197（81.4%）	x^2=0.336	0.562
后门控（例）	43（20.8%）	45（18.6%）	x^2=0.336	0.562
管电压				
管电压 80kV（例）	0	5（2.1%）	—	0.045
管电压 100kV（例）	2（1.0%）	155（64%）	x^2=195.245	＜ 0.001
管电压 120kV（例）	204（98.6%）	59（24.4%）	x^2=252.945	＜ 0.001
管电压 140kV（例）	1（0.5%）	23（9.5%）	x^2=17.945	＜ 0.001
管电流（mA）	490.9±102.4	489.2±109.5	t=0.166	0.868
扫描长度（cm）	13.1（11.31，14.00）	12.59（10.50，14.0）	U=22714.5	0.079
图像质量				
信号强度（HU）	401.5±65.1	448.9±103.0	t=-5.714	＜ 0.001
噪声（HU）	25.2（21.1，31.4）	25.6（23.8，29.0）	U=17239.0	0.101
信噪比	15.5（13.0，18.4）	16.6（13.3，19.9）	U=22658.5	0.027
图像质量评分				
1 分	1（0.5%）	0		
2 分	47（22.7%）	43（17.8%）	—	0.149
3 分	159（76.8%）	199（82.8%）		
有效辐射剂量评价				
CTDIvol（mGy）	9.6（8.7，12.5）	6.7（5.3，13.4）	U=17531.0	＜ 0.001
DLP（mGy×cm）	132.5（107.6，161.9）	85.6（58.5，179.9）	U=16632.0	＜ 0.001
ED（mSv）	1.9（1.5，2.3）	1.2（0.8，2.5）	U=16499.5	＜ 0.001
前门控（mSv）	1.69（1.37，1.96）	1.01（0.80，1.69）	U=8550.5	＜ 0.001
后门控（mSv）	11.08（9.87，13.55）	7.68（5.39，14.26）	U=741.0	0.059
22.5 ≤ BMI（mSv）	1.58（1.15，1.86）	0.84（0.71，1.17）	U=324.5	＜ 0.001
22.5 ＜ BMI ≤ 28（mSv）	1.81（1.43，2.26）	1.07（0.80，2.08）	U=4831.5	＜ 0.001
28 ＜ BMI（mSv）	2.26（1.84，2.82）	2.63（1.84，12.78）	U=988.0	0.209

CTDIvol. 容积 CT 剂量指数；DLP. 剂量长度乘积；ED. 有效辐射剂量；BMI. 体质指数

二、精准定位，缩小扫描范围

检查前向受检者讲述检查过程，能有效降低受检者的紧张程度，获得受检者的良好配合。训练好吸气、屏气，确认受检者每次吸气幅度保持一致，可定位精确，缩小扫描范围，减少受检者辐射剂量。特别是前门控扫描，精确定位可在保证扫描覆盖整个心脏的前提下，将扫描长度从 14cm（224 幅图像）精减到 10.5cm（168 幅图像），大大降低受检者的辐射剂量。

三、心脏滤线器

心脏滤线器（Cardiac Bowtie）模式较常规 Large Body Bowtie 模式，能有效减少受检者辐射剂量，同时可得到高质量的诊断图像。根据受检者体重还可选不同尺寸的 Cardiac Bowtie（Small / Large）来调节剂量。

四、前门控时间窗补偿（Padding）的设置

将 Padding 打开，设置为 0，每个心动周期将只能采集一个靶期相的心脏图像用于诊断，剂量较关闭 Padding 而设置靶期相前后补偿时的扫描剂量为低。

五、后门控自动毫安调制

心电图自动毫安控制（ECG mA modulation）（后门控）是指在采用回顾性心电门控扫描时，设置心电自动毫安调制开关为 On，在收缩期采用低毫安输出，在舒张期采用高毫安输出，其中相位的宽度、最大毫安输出值由操作人员根据检查需要和受检者身高、体重设定。最低毫安输出值通常设定为最大毫安输出值的 20%，可大大降低受检者的受线剂量。

六、自适应统计迭代重建技术

与传统滤过反投影（filtered back projection，FBP）辐射剂量相同的情况下，迭代重建可提高图像质量的空间分辨力和密度分辨力。在与 FBP 图像噪声一致时，迭代重建在不牺牲图像质量的前提下，可明显降低辐射剂量。常规可选用自适应统计迭代重建技术（adaptive statistical iterative reconstruction，ASiR）ASiR30%～50% 重建。80kV 冠状动脉扫描时建议选用 ASiR60% 重建，以弥补图像噪声对图像质量的影响，亦可满足诊断需求。

通过对图像不同位置的信噪比、对比噪声比和空间分辨力等数据的详细定量分析，统计迭代重建算法较传统滤过反投影重建算法在后期提高图像质量方面有更大的潜力和优势，统计迭代为进一步降低辐射剂量提供了一个很好的数据重建方法。

第二节　冠状动脉低浓度对比剂成像要点

常规冠状动脉成像使用的低渗或等渗对比剂碘浓度均 ≥ 320mgI/ ml。因理论上 1mgI/ ml 的碘量所产生的 CT 值随着管电压的降低而升高，因此应用低 kV 冠状动脉成像时则有了应用更低碘浓度对比剂的可能性。当前等渗、含碘量为 270mgI/ ml 的对比剂已在冠状动脉 CT 成像上使用了。

一、270mgI/ml 浓度对比剂的冠状动脉 CT 能谱扫描

冠状动脉 CT 能谱扫描可以获得从 40～140keV 连续 101 个单能量的 keV 图像，随着 keV 降低，图像对比度提高，小血管的显示率明显提高，其最佳对比噪声比图像通常位于 65～75keV（图 2-1）。将应用 270 mgI/ ml 对比剂、最佳对比噪声比为 70keV 的图像与常规应用 350mgI/ml 对比剂、120kVp 图像相比较，可以发现冠状动脉 CT 能谱扫描并未增加患者有效剂量，主动脉根部 CT 值未

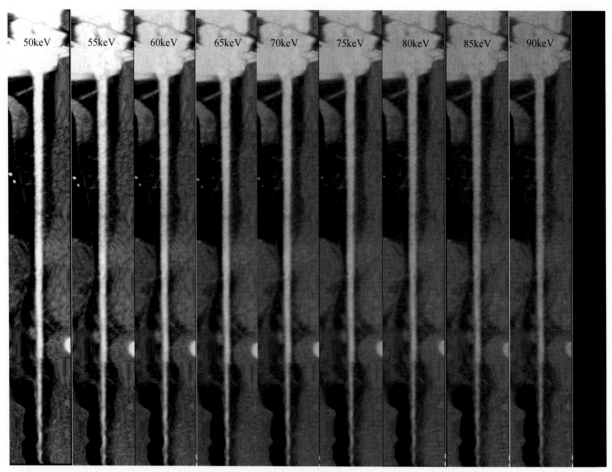

50keV　55keV　60keV　65keV　70keV　75keV　80keV　85keV　90keV

图 2-1　270mgI/ml 能谱成像各组单能量图像右冠状动脉 MIP 重建图像比较

（ASiR30%，窗宽 1000HU，窗位 260HU）

减小，但噪声、信噪比和对比噪声比均较常规扫描有所改善，见表 2-3。

表 2-3　350mgI/ml 常规 CT 与 270mgI/ml 能谱成像测量参数对比分析

分组	ED（mSv）	AO（HU）	AO-SD	AO-SNR	LM-CNR	图像评分
常规 CT	1.66±0.50	401±61	30.71±4.8	13.36±2.84	22.75±10.83	3.84±0.21
（350mgI/ml）						
P 值	▽	▽	*	*	*	▽
能谱成像	1.77±0.24	379±54	20.02±3.67	19.49±4.08	29.24±9.51	3.78±0.25
（270mgI/ml）						
P 值	0.17	0.078	0.000	0.000	0.003	0.223

AO-SD 表示主动脉根部噪声，AO-SNR 表示主动脉根部信噪比，LM-CNR 表示左主干对比噪声比，* $P < 0.05$，▽ $P > 0.05$

二、270mgI/ml 浓度对比剂的冠状动脉 CT 低剂量扫描

冠状动脉成像指南推荐对于 BMI < 30 的受检者可以使用 100kV 管电压扫描，有了 100kV 管电压的基础，即可以应用 270mgI/ml 浓度对比剂。

针对 BMI ≤ 28 的前门控受检者，对比两组图像，见表 2-4，其中组一 46 例，低渗 350mgI/ml

对比剂，总量按 0.8mg/kg 计算，管电压 120kV，管电流 210 ~ 700mA，FBP 图像重建；组二 44 例，等渗 270mgI/ml 对比剂，总量按 0.8mg/kg 计算，管电压 100kV，管电流 240 ~ 560mA，ASiR30% 图像重建。所得两组图像质量及图像测量数据证实：低管电压、低浓度对比剂的 64 排螺旋 CT 冠状动脉成像的图像质量可以满足诊断需求，实现了"双低"。双低剂量扫描最重要的是应注意图像噪声的补偿。补偿途径之一是加大 ASiR 水平，另一方法是适当提高管电流水平。

表 2-4　350mgI/ml 常规 CT 与 270mgI/ml 低管电压 CT 冠状动脉图像数据对比分析

测量部位与剂量	测量值	350 mgI/ml 对比剂 120kV	270mgI/ml 对比剂 100kV	P 值
主动脉根部	CT 值 SD（噪声） SNR（信噪比） CNR（对比噪声比）	406.15±65.84 28.17±4.83 14.81±3.4 23.44±8.23	430.68±64.07 33.87±5.58 12.81±2.63 21.81±6.20	0.077 0.000 0.005 0.297
左主干	CT 值 SD（噪声） SNR（信噪比） CNR（对比噪声比）	384.78±67.15 24.14±6.88 16.85±5.55 22.50±8.33	400.17±64.90 27.76±6.17 15.61±4.77 20.98±6.01	0.074 0.01 0.166 0.322
左前降支	CT 值 SD（噪声） SNR（信噪比） CNR（对比噪声比）	384.59±64.98 24.47±7.05	390.69±59.87 31.39±8.35	0.643 0.000
回旋支	CT 值 SD（噪声） SNR（信噪比） CNR（对比噪声比）	370.5±58.23 28.52±7.33	374.77±57.4 36.31±10.58	0.736 0.000
右冠状动脉	CT 值 SD（噪声） SNR（信噪比） CNR（对比噪声比）	409.75±66.44 24.76±6.88	412.79±52.62 38.14±7.77	0.351 0.000
剂量	CTDIvol（mGy） DLP（mGy-cm） ED（mSv）	9.13±2.46 113.14±32.08 1.58±0.46	4.86±1.04 62.59±15.67 0.87±0.22	0.000 0.000 0.000

第三节 病例分析

一、小体重并超低剂量成像

【临床资料】 女性，53 岁，身高 161cm，体重 49kg，体质指数 18.9，有效剂量 0.32mSv。

【影像学表现】 冠状动脉为右优势型。左前降支散在钙化及非钙化斑块，近端及中段管腔局限轻度狭窄。对角支、回旋支、钝缘支、右冠状动脉、后降支及左室后支管腔通畅，未见明显异常（图 2-2）。

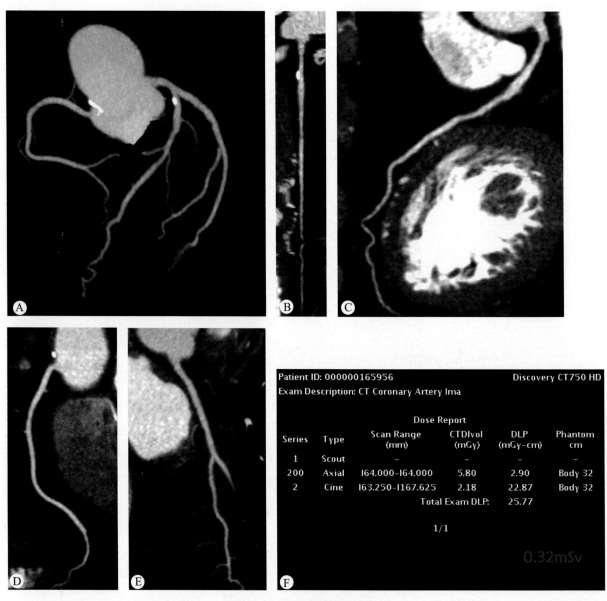

图 2-2 超低剂量冠状动脉图像

左前降支 VR（A）、CPR（B）、MPR（C）图像可见一钙化小斑块及轻度狭窄，右冠状动脉（D）、对角支（E）显示良好，有效剂量 0.32 mSv（F）

二、小体重并超低剂量的钙化斑块成像

【临床资料】　女性，57 岁，身高 164cm，体重 55kg，体质指数 20.4，以"间断胸闷 2 年"就诊。前门控 Padding 0ms，采集 224 层，80kV，210mA，350mgI/ml 对比剂 45ml，ASiR60%，有效剂量 0.27mSv。

【影像学表现】　冠状动脉为右优势型。VR 图像（图 2-3A）左冠状动脉主干、左前降支及回旋支显示清晰，充盈良好，回旋支近段可见小点状钙化斑块，管腔未见明显狭窄。CRP 图像示右冠状动脉（图 2-3B）及左前降支（图 2-3C）管壁光滑，管腔通畅，未见狭窄性病变。

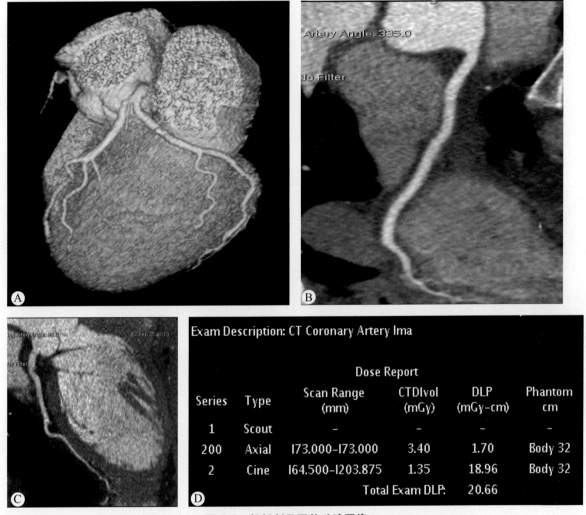

图 2-3　超低剂量冠状动脉图像

VR 像（A）、右冠状动脉 CPR 像（B）、左前降支 CPR 像（C）冠状动脉显示良好，有效剂量 0.27mSv（D）

三、小体重并低剂量及低对比剂成像

【临床资料】 女性，48 岁，体重 49kg，身高 163cm，体质指数 18.4，可疑冠心病就诊。前门控采集 224 层，Padding 0ms，80kV，260mA，ASiR60%。等渗对比剂 270mgI/ml 40ml，CTDIvol 1.68mGy，DLP 23.48mGy-cm，有效剂量 0.33mSv，测量主动脉根部及左主干 CT 值均达到 500HU 以上。

【影像学表现】 左前降支非钙化斑块，局部管腔轻度狭窄病变，回旋支小斑块，管腔无狭窄，右冠状动脉管腔正常（图 2-4）。

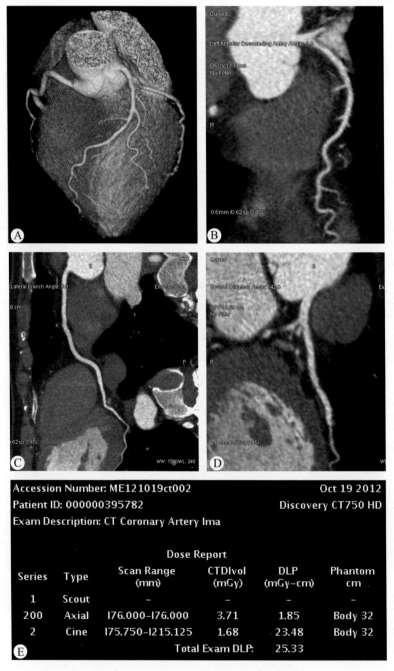

图 2-4 低剂量、低对比剂冠状动脉图像

VR 图像显示左前降支可疑轻度狭窄病变（A），CPR 像示左前降支斑块（B），右冠状动脉管腔正常（C），回旋支少许斑块，管腔无狭窄（D），有效剂量 0.33mSv（E）

四、大体重，高 BMI，100kV，低剂量成像

【临床资料】　男性，49 岁，体重 85kg，身高 172cm，体质指数 28.7，以"间断胸闷、憋气、心悸 1 月余，偶有血压升高"就诊。前门控采集 224 层，100kV，650mA，Padding 0ms，ASiR30%，350mgI/ml，对比剂 65ml，CTDIvov 7.87mGy，DLP 110.13mGy-cm，有效剂量 1.54mSv。

【影像学表现】　除左前降支近端点状钙化，余冠状动脉各支血管未见异常（图 2-5）。

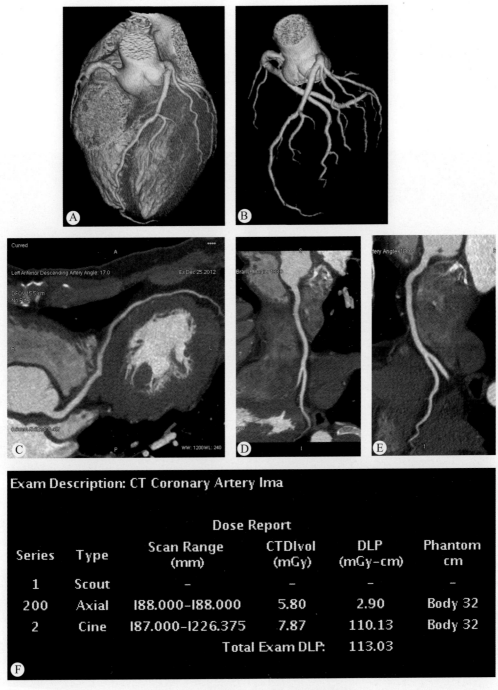

Exam Description: CT Coronary Artery Ima

Dose Report

Series	Type	Scan Range (mm)	CTDIvol (mGy)	DLP (mGy-cm)	Phantom cm
1	Scout	–	–	–	–
200	Axial	188.000-188.000	5.80	2.90	Body 32
2	Cine	187.000-1226.375	7.87	110.13	Body 32
			Total Exam DLP:	113.03	

图 2-5　大体重、低剂量冠状动脉图像

VR 像（A）、冠状动脉束提取 VR 像（B）显示良好，左前降支 CPR 像（C）示点状钙化，右冠状动脉 CPR 像（D、E）无异常，CT 剂量截图（F）1.54 mSv

五、能谱冠状动脉成像与前门控成像剂量比较

【临床资料】 女性，60 岁，身高 160cm，体重 67kg，体质指数 26.2，以"情绪发作时心前区疼痛"就诊。前门控采集 224 层，Padding 100ms，120kV，360mA，Std 重建，ASiR30%，对比剂 50ml，CTDIvol 14.12mGy，DLP 197.75mGy-cm，有效剂量：2.77mSv。

2 年后因阵发心前区疼痛，再次申请冠状动脉 CT。能谱前门控扫描 168 层，Padding 0ms，140kV，600mA，ASiR50%，Detl 模式重建，对比剂 50ml，CTDIvol 10.06mGy，DLP 105.65mGy-cm，有效剂量 1.48mSv。

【影像学表现】 前门控扫描 VR 图像（图 2-6A）、CPR 图像（图 2-6C、E、G）与能谱扫描 VR 图像（图 2-6B）、CPR 图像（图 2-6D、F、H）比较，可以看出两次冠状动脉图像均未发现管腔狭窄病变。两年来见左前降支、右冠状动脉点状钙化灶有所增多（图 2-6）。

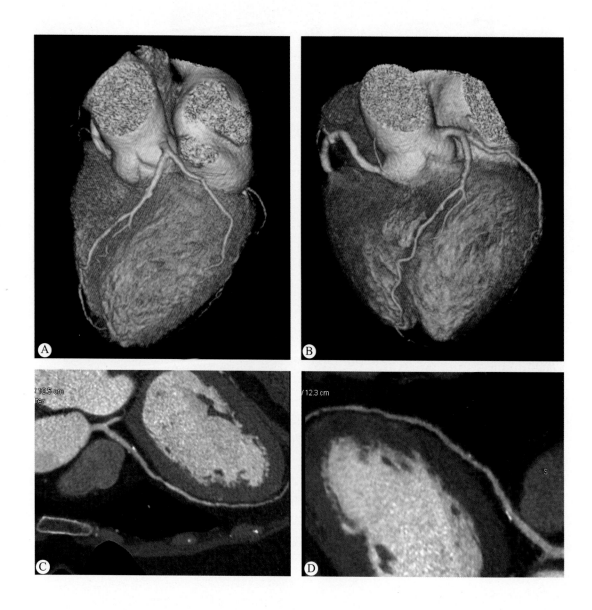

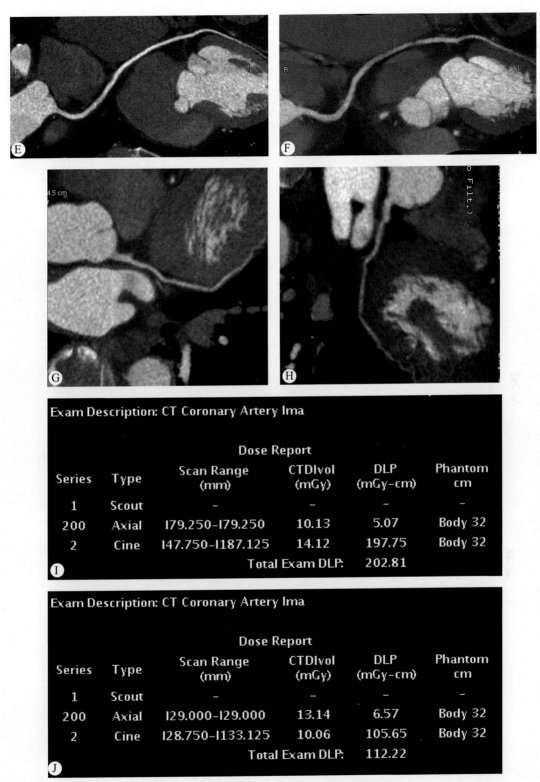

图 2-6　能谱冠状动脉成像与前门控成像剂量比较

2011 年前门控 VR 像（A）、左前降支 CPR 像（C）、右冠状动脉 CPR 像（E）、回旋支 CPR 像（G）与 2013 年能谱 VR 像（B）、左前降支 CPR 像（D）、右冠状动脉 CPR 像（F）、回旋支 CPR 像（H）对比显示，能谱成像不增加 CT 剂量，有效剂量 2011 年前门控（I）2.77mSv，而 2013 年能谱成像（J）1.48mSv

六、大体重并高 BMI 的能谱胸三联低剂量成像

【临床资料】 男性，53 岁，身高 178cm，体重 95kg，体质指数 29.98，以"高血压史 30 年、糖尿病史 14 年、阵发左侧胸部疼痛 1d"急诊就诊。 能谱前门控采集 448 层，140kV，600mA，Padding 0ms，ASiR50%，Detl 重建，对比剂 120ml，CTDIvol 10.06mGy，DLP 281.75m Gy-cm，有效剂量 3.94mSv。

【影像学表现】 胸主动脉及头臂血管、肺动脉及其分支以及肺动脉碘基灌注图像均未发现异常。冠状动脉呈右优势型，左前降支管腔见多个钙化斑块，右冠状动脉近段见一混合斑块，局部管腔狭窄中度以上，回旋支未见明显改变（图 2-7）。

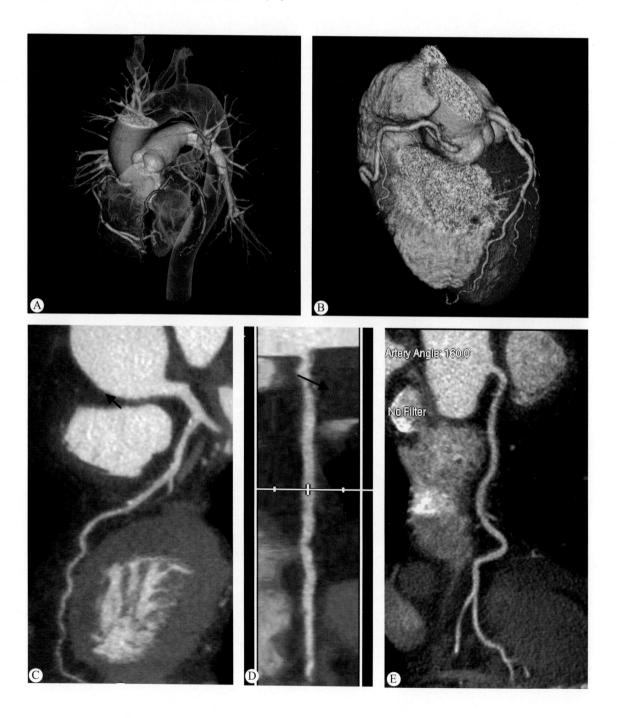

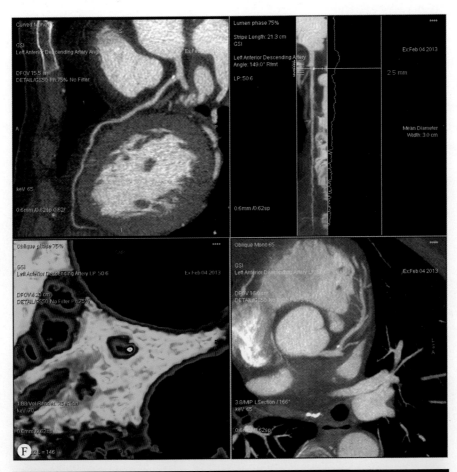

图 2-7　大体重、能谱胸三联成像

胸三联透明 VR 像（A）大血管显示良好，VR 像（B）显示右冠状动脉近段中度狭窄病变，左前降支 CPR 像（C）显示多发钙化灶，右冠状动脉近段显示一混和性斑块，局部管腔中度狭窄（D、E，箭头所示），左前降支钙化位于管腔边缘（F），管腔无狭窄病变，大范围三联成像剂量 3.94 mSv（G）

七、大体重、低剂量、支架高分辨扫描成像

【临床资料】 男性，52 岁，身高 176cm，体重 95kg，体质指数 30.7，因冠心病、不稳定型心绞痛于 2009 年左前降支置入 Cypher 3.5mm×18mm 支架 1 个，现支架复查。140kV，630mA，ASiR30%，DLP 241.77mGy-cm，有效剂量 3.38 mSv。患者 PCI 前的冠状动脉后门控心电电流调控成像，100kV，400mA，DLP395.44mGy-cm，有效剂量 5.53mSv。二者对比，剂量节省 63.6%。

【影像学表现】 右优势型冠状动脉分布，左前降支 6 段支架管腔通畅，回旋支 11 段见两处非钙化斑块，相应管腔局限性轻度狭窄。左主干、对角支、钝缘支、右冠状动脉、后降支及左室后支管腔通畅，未见明显异常（图 2-8）。

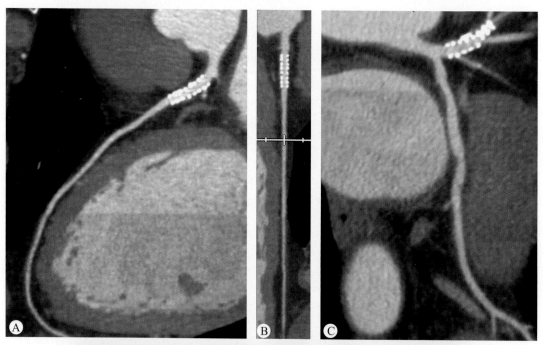

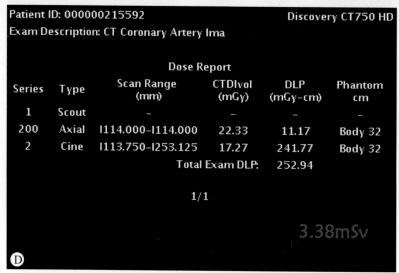

图 2-8　大体重、支架高分辨图像

左前降支 CPR 图像（A、B）血管清晰，支架管腔无狭窄，回旋支 CPR 图像（C）示管腔近、中段多发粥样硬化性斑块，CT 剂量界面图（D）有效剂量 3.38 mSv

八、大体重、低剂量、钙化及混合性斑块

【临床资料】　男性，54 岁，身高 174cm，体重 105kg，体质指数 34.7，有效剂量 3.84mSv。

【影像学表现】　冠状动脉为右优势型。左前降支开口混合性斑块形成，CT 值 18～1276HU，管腔无明显狭窄。回旋支散在钙化斑块形成，管腔无明显狭窄。右冠状动脉散在钙化及混合性斑块形成，CT 值 44～601HU，管腔无明显狭窄。左室后支开口管腔轻至中度狭窄（图 2-9）。左主干、对角支、钝缘支及后降支管腔通畅，未见明显异常。胸降主动脉壁不规则增厚，多发钙化斑块形成。

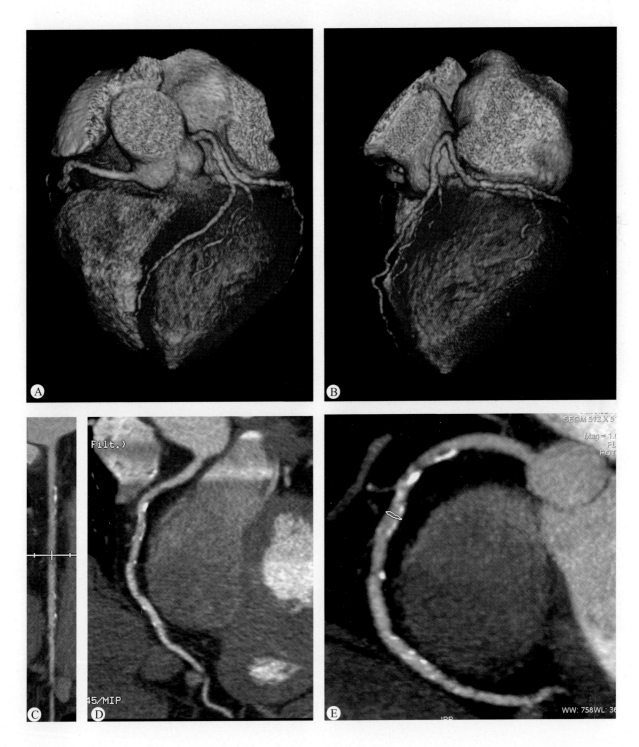

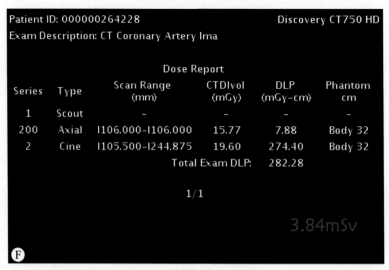

图 2-9　大体重冠状动脉图像

左前降支（A、C）、回旋支（B）均见钙化斑块及混合性斑块，管腔无狭窄病变；右冠状动脉（D、E）见多发钙化斑块，左室后支开口处狭窄病变，剂量界面图（F）有效剂量 3.84mSv

九、大体重、低剂量、正常细小分支清晰显示

【临床资料】　男性，46 岁，身高 176cm，体重 118kg，体质指数 38.1，有效剂量 3.84mSv。

【影像学表现】　冠状动脉为右优势型，左主干、左前降支、对角支、回旋支、钝缘支、右冠状动脉、后降支及左室后支管壁光滑，管腔通畅（图 2-10）。

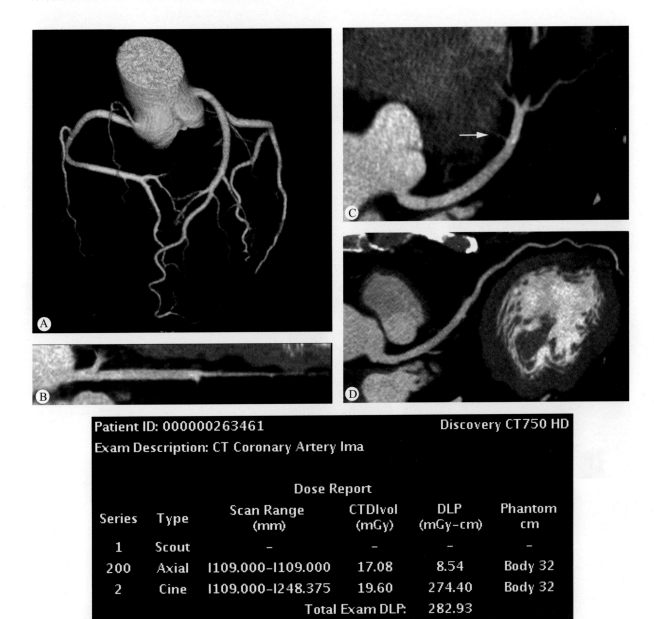

图 2-10　**大体重成像，细小分支显示**

冠状动脉束 VR 图像（A）各支血管及分支显示清晰，CPR 图像对角支（B）、间隔支（C，箭头）、左前降支（D）清楚、细腻，CT 剂量界面图（E）3.84mSv

十、正常体重、超低剂量、高分辨支架成像

【临床资料】 女性，70 岁，身高 158cm，体重 59kg，体质指数 23.6。因急性冠状动脉综合征于左前降支置入 Cypher 3.0mm×33mm 支架 1 个。扫描参数：前门控 100kV，200mA，ASiR50%，DLP 25.41mGy-cm，有效剂量 0.35 mSv。

【影像学表现】 右优势型冠状动脉分布，左前降支 6 段支架管腔基本通畅。左前降支、对角支、右冠状动脉散在粥样硬化混合性斑块，相应管腔无明确狭窄。左主干、回旋支、钝缘支、后降支及左室后支管腔通畅，未见明显异常（图 2-11）。

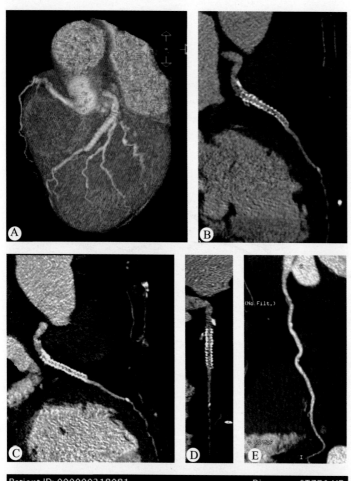

Patient ID: 000000218081　　　　　　Discovery CT750 HD
Exam Description: CT Coronary Artery Ima

Dose Report

Series	Type	Scan Range (mm)	CTDIvol (mGy)	DLP (mGy-cm)	Phantom cm
1	Scout	-	-	-	-
200	Axial	193.000-193.000	6.38	3.19	Body 32
2	Cine	192.000-1196.375	2.42	25.41	Body 32
			Total Exam DLP:	28.60	

1/1

0.35mSv

图 2-11　低剂量、高分辨支架图像

冠状动脉支架 VR 像（A）支架位置良好，左前降支不同角度 CPR（B、C、D）支架管壁可见，近端管壁钙化与支架重叠，腔内血流基本通畅，右冠状动脉 CPR 图像（E）多个动脉粥样硬化混合性斑块，CT 扫描剂量截图（F）有效剂量 0.35mSv

（张立仁　刘　喆　应援宁）

第3章 高心率患者冠状动脉成像

第一节 高心率冠状动脉成像的基础知识

一、心率对 CT 冠状动脉成像图像质量的影响

CT 冠状动脉成像检查的成功与否受多种因素影响,其中心率的影响最显著。心率加快,心动周期缩短,要得到完美的冠状动脉图像,就要求 CT 具有更高的时间分辨率。早期的 4 层螺旋 CT 就有应用于冠状动脉成像检查的研究,其对心率的要求近乎于苛刻,至少要保持在 65/min 以下。由于硬件的能力及其对心率要求的严格,限制了其在临床应用中的推广。16 层螺旋 CT,获得最佳图像质量时的心率应在 75/min 以下。到了 64 层螺旋 CT 时代,随着 CT 扫描机硬件设备的不断提高,CT 冠状动脉成像检查得到了广泛的开展和应用。尽管随着硬件设备的不断更新和提高,时间分辨率和空间分辨率也随之提高,然而 CT 冠状动脉伪影影响仍使 12% 的冠状动脉节段不能诊断,冠状动脉运动伪影对图像质量的影响仍是一个不可回避的问题。心率过快导致 CT 冠状动脉成像图像质量显著下降,甚至检查失败。

解决高心率冠状动脉成像的方法包括基于硬件及软件两个方面。基于硬件的方法又包括改变 X 线源的数量、提高机架的转速及提高探测器的覆盖范围。目前,即使是时间分辨率最高的双源 CT,如心率过快则图像仍会出现伪影,影响诊断。基于软件的方法一般采用回顾性心电门控、多扇区扫描,多期相重建。多扇区扫描目的是通过综合来自不同心跳的心动周期不同期相的数据来提高时间分辨率,然而每个心动周期的心跳并不完全一致,这样就会造成不同心动周期的数据整合后不能完全匹配,图像出现伪影;即使使用多期相重建,高心率患者的成像难度也是较大的,尤其是右冠状动脉运动速率大,图像伪影重。能谱 CT 冠状动脉追踪冻结技术(snapshot freeze,SSF)是后 64 排硬件设备提升的基础上的一种新的自然心率数据采集和重建技术,其使用相邻心动周期的图像信息来补偿冠状动脉运动造成的伪影,以改善图像质量,完成高心率患者冠状动脉成像。

二、能谱 CT SSF 原理及应用

(一) SSF 理论依据及原理

冠状动脉三个主要分支的跳动是有规律可循的。随着心脏不停地跳动,冠状动脉三个主要分支在心动周期不同期相有着不同的运动速度和幅度。一般的,左前降支及回旋支趋于随着左心室运动,右冠状动脉则与右心室运动同步,并同回旋支一起,在心脏舒张中后期易受心房收缩影响。三分支中,左前降支的运动最不明显,右冠状动脉的运动最明显,尤其右冠状动脉中段。在心率约 60/min 时,三支主要分支均在 70% 期相附近的运动幅度最低,该段时间窗为 175ms;随着心率增加到 75/min 时,三支主要分支的运动幅度最低点提前至 40% 期相附近,时间窗仅为 75ms。随着心率的加快,收缩

期和舒张期的缩短不一致，舒张期的缩短更明显。心率通过不成比例的缩短舒张期和收缩期来影响冠状动脉的三维运动，导致冠状动脉运动的波谷和波峰发生改变，从而影响 CT 冠状动脉重建的时相。冠状动脉运动的这种规律可以通过特殊的数学模型记录下来，用于计算冠状动脉的运动轨迹，从而重建清晰的冠状动脉图像，这就是 SSF，一个全新的冠状动脉运动矫正方法。SSF 利用一个心动周期相邻期相的图像信息来补偿冠状动脉运动，从而达到校正运动伪影冻结冠状动脉的目的，它就相当于用高分辨摄像机来拍摄高速运动中的物体一样，摄像机随着物体同步运动，从而获得高分辨晰影像。

SSF 与多扇区、多期相重建是有区别的。SSF 使用一个心动周期内相邻期相的图像信息来描绘血管运动，包括其运动路径和方向，以确定靶期相实际血管位置，并对靶期相的运动做相应的补偿，有效地缩短了重建时间窗。不像多扇区重建，SSF 直接靶向作用于冠状动脉特异运动，其以一个心动周期内的运动为特点，因此心跳不一致以及心动周期、机架每周的共振点等这些影响多扇区重建的因素对其影响相对较小。有研究表明，在 CT 冠状动脉造影中应用 SSF 重建对不控制心率受试者进行检查，与常规重建模式相比，明显提高了图像质量及可判读性。

(二) SSF 技术对扫描数据的要求

SSF 重建依赖于邻近心动周期的数据来追踪冠状动脉的运动，达到冻结冠状动脉的目的，从这个意义上说，SSF 一般需要回顾性心电门控扫描。前置性心电门控扫描时，需要"Padding"放在"on"上，时间窗至少需要 80ms，以保证能够有足够的数据进行相邻三个期相的数据重建。

第二节　SSF 技术在 CT 冠状动脉成像中的应用

一、SSF 在高心率患者回顾性心电门控扫描中的应用

（一）病例 1

【临床资料】　女性，71 岁，主诉间断胸闷、气短 1 年余。高血压病史。检查前心率：103 ~ 106/min。未服用降心率药物，直接进行冠状脉 CT 检查。检查时心率 93 ~ 101/min，平均心率 99/ min。

【影像学表现】　应用 SSF 后冠状动脉运动明显冻结，冠状动脉斑块显示清晰。轴位原始图像（图 3-1）对比右冠状动脉应用 SSF 的效果，可见右冠状动脉伪影明显减少，管腔显示清晰。MIP重建图像对比（图 3-2）应用 SSF 后，显示左前降支及右冠状动脉图像较前清晰，伪影明显减少。应用 SSF 后的 CPR 及 LUMEN 图像（图 3-3）左前降支及右冠状动脉管腔及斑块显示清晰，满足诊断。

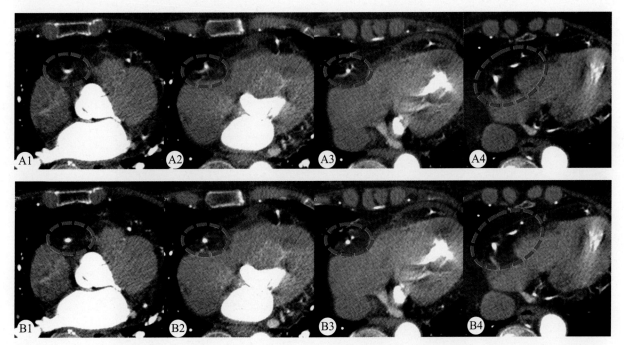

图 3-1　轴位原始图像示应用 SSF（B）与未用 SSF（A）比较，应用 SSF 后右冠状动脉（红圈）伪影明显较少，管腔显示清晰

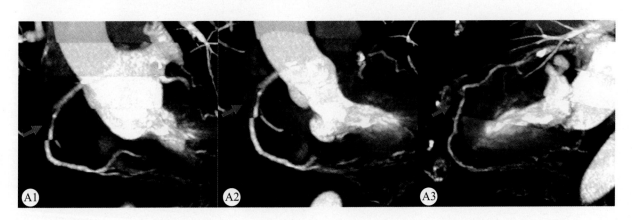

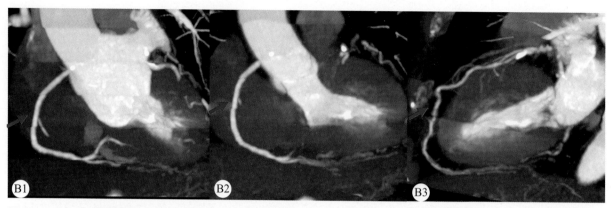

图 3-2　MIP 重建图像显示应用 SSF 后（B）与 未用 SSF（A）相比较，左前降支（B3/A3）及右冠状动脉（B1/A1、B2/A2）像管腔显示更清晰，伪影明显减少（红箭）

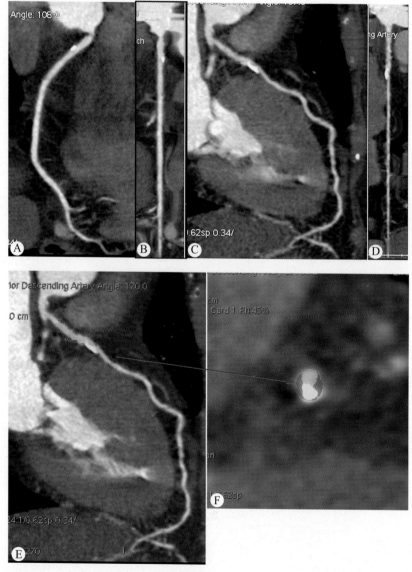

图 3-3　SSF 后的 CPR（A、C）及 LUMEN（B、D）图像左前降支（C、D）及右冠状动脉（A、B）管腔及斑块显示清晰，满足诊断，彩色编码图像（E、F）显示左前降支钙化（黄色）及管腔（绿色）

（二）病例 2

【临床资料】　女性，65 岁，主诉胸痛、头晕数月。高血压 30 年。检查前心率：80/min。未服用降心率药物，直接进行冠状动脉 CT 检查。检查时心率 77 ～ 80/min，平均心率 78/min。

【影像学表现】　未用 SSF 时右冠状动脉边缘模糊，近段伪影影响管腔观察（图 3-4A）。应用 SSF 后冠状动脉运动明显冻结，冠状动脉病变显示清晰（图 3-4B）。X 线造影结果证实右冠状动脉近段管腔未见明显狭窄，远段闭塞性病变（图 3-4C）。

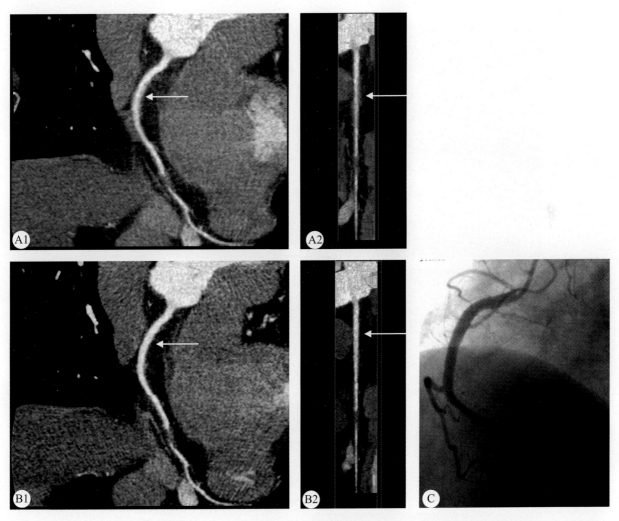

图 3-4　CPR（A1、B1）及 LUMEN（A2、B2）像示右冠状动脉近段使用 SSF 后（B）与未使用 SSF（A）相比较，管腔明显清晰（白箭）。造影结果（C）证实右冠状动脉近段管腔未见狭窄，远段闭塞性病变

二、SSF 在前置性心电门控扫描中的应用

【临床资料】 男性，59 岁，间断胸痛、胸闷、气短 1 个月。既往十二指肠球部溃疡，幽门梗阻病史，吸烟史，检查前心率 84/min，口服美托洛尔（倍他乐克）100mg，检查时心率 68 ～ 69/min，平均 68/min。

【影像学表现】 未用 SSF 时右冠状动脉近段可见粥样斑块，管腔模糊（图 3-5 A）。应用 SSF 后右冠状动脉近段斑块及管腔显示清晰，管腔未见明显狭窄（图 3-5 B）。本例患者由于其他分支血管病变行 X 线造影检查，证实右冠状动脉近段管腔无狭窄（图 3-5 C）。

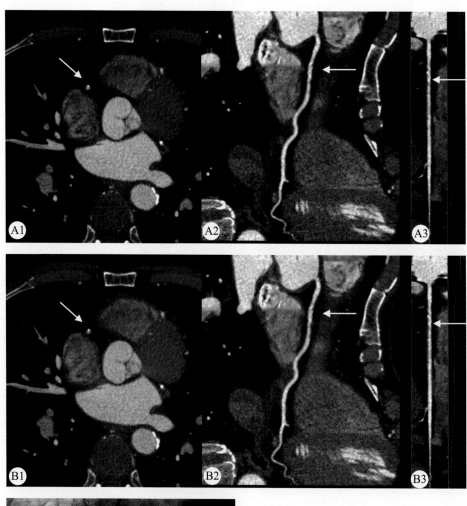

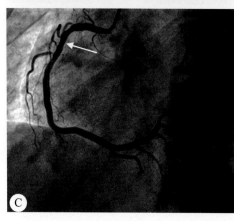

图 3-5　横轴位原始图像（A1、B1）、CPR（A2、B2）及 LUMEN（A3、B3）像示右冠状动脉近段应用后（B）与未用 SSF（A）相比较，斑块及管腔明显清晰（白箭）。造影结果（C）证实右冠状动脉近段管腔未见狭窄

三、SSF 在冠状动脉支架随访中的应用

【临床资料】　男性，59 岁，冠状动脉支架术后复查。检查前心率 70/min，口服美托洛尔 50mg，检查时心率 64 ～ 65/min，平均 65/min。

【影像学表现】　轴位原始图像、CPR 图像显示，未用 SSF（图 3-6 A）时右冠状动脉支架周围伪影严重，管腔模糊。应用 SSF（图 3-6 B）后支架周围模糊伪影明显减少，支架支柱结构显示更加清晰。X 线造影检查（图 3-6 C）证实支架通畅。

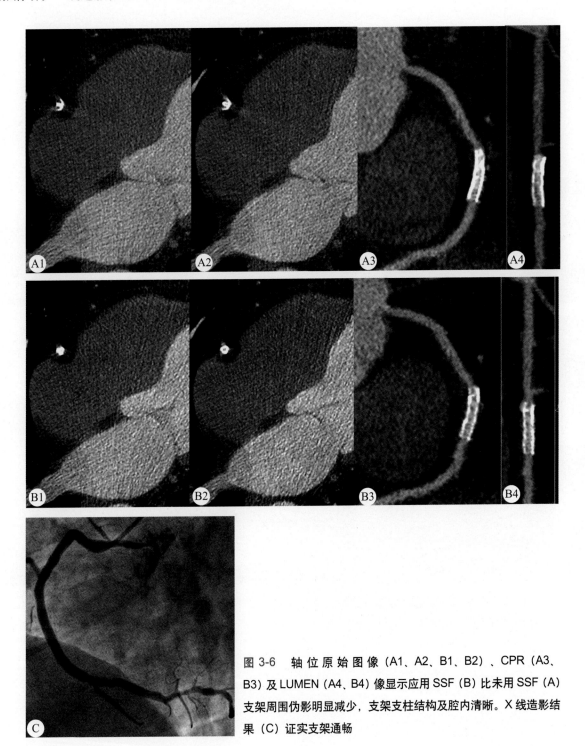

图 3-6　轴位原始图像（A1、A2、B1、B2）、CPR（A3、B3）及 LUMEN（A4、B4）像显示应用 SSF（B）比未用 SSF（A）支架周围伪影明显减少，支架支柱结构及腔内清晰。X 线造影结果（C）证实支架通畅

四、SSF 在冠状动脉钙化性斑块中的应用

【临床资料】 女性，68 岁，主诉间断心前区疼痛 20 余年。既往高血压、糖尿病病史，吸烟史。检查前心率 72/min，口服美托洛尔 75mg，检查时心率 58 ～ 60/min，平均 59/min。

【影像学表现】 VR、轴位原始图像及 CPR 图像均显示未用 SSF（图 3-7 A）时冠状动脉钙化斑块周围模糊伪影严重影响斑块及管腔观察；应用 SSF（图 3-7 B）后钙化斑块周围模糊伪影明显减少，斑块及管腔情况显示更加清晰。

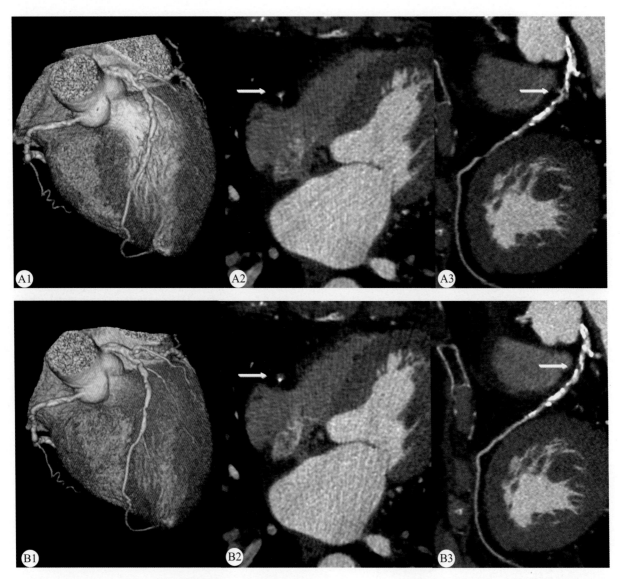

图 3-7 VR（A1、B1）、轴位原始图像（A2、B2）及 CPR（A3、B3）像均显示应用 SSF（B）比未用 SSF（A）钙化斑块周围伪影明显减少，斑块（白箭）及管腔显示清晰

五、SSF 在临床症状重、呼吸配合不佳患者检查中的应用

【临床资料】　女性，57 岁，主诉间断心前区疼痛 6 年余，加重 3 ~ 4d。既往高血压病史 15 年，类风湿关节炎 20 年。检查前心率 68/min，检查时心率 67 ~ 70/min，平均 68/min。

【影像学表现】　本例患者临床症状较重，屏气配合差。未用 SSF（图 3-8A）时，图像模糊，不能满足诊断。应用 SSF（图 3-8B）后，图像质量明显改善，回旋支及右冠状动脉重度狭窄。经 X 线造影（图 3-8C、D）证实。

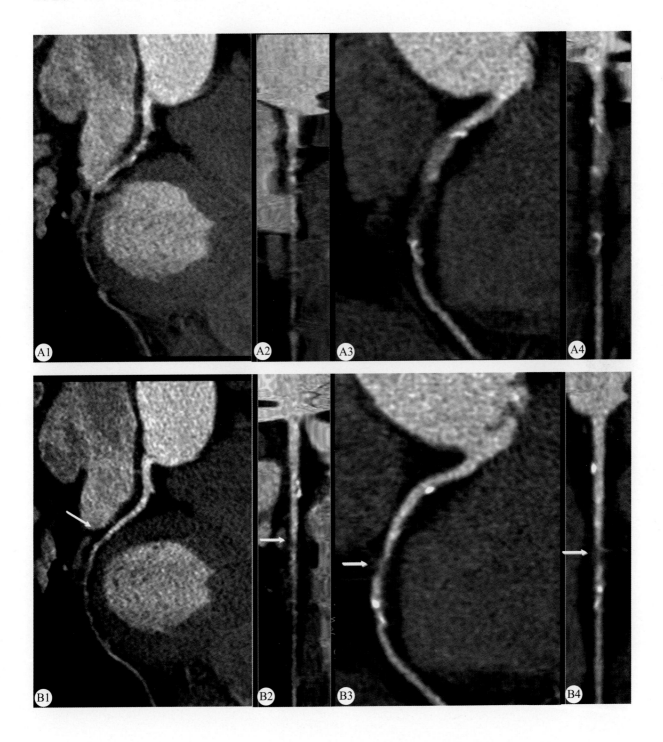

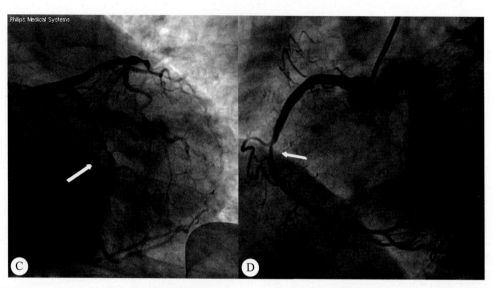

图 3-8　CPR（A1、A3、B1、B3）及 LUMEN 图像（A2、A4、B2、B4），未用 SSF（A）时斑块及管腔显示模糊，不能诊断，应用 SSF（B）后斑块及管腔显示清晰，回旋支及右冠状动脉重度狭窄（白箭），与 X 线造影（C、D）结果符合

（范丽娟　张立仁　张计旺）

第4章 冠状动脉斑块成像

冠状动脉粥样硬化基本病变是动脉内膜脂质沉积，巨噬细胞浸润及平滑肌细胞增生，继发钙化、出血、血栓形成。动脉粥样硬化斑块的破裂及继发的血栓形成可引起冠状动脉管腔急性狭窄或闭塞，导致临床上产生心绞痛、心肌梗死甚至猝死等急性冠状动脉综合征。认识斑块的易损性与稳定性对临床诊治很重要。以脂质为主的软斑块定义为易损斑块，CT 值≤40HU，其中尤以脂质斑块内的脂质核心的大小和纤维帽的薄厚与斑块的破裂有直接关系；钙化斑块 CT 值定义为≥130HU；CT 值介于二者中间的为纤维斑块，纤维斑块与钙化斑块一般认为是稳定性斑块。动脉粥样硬化性斑块可以发生在冠状动脉血管的任何部位，但以血管开口如左前降支、回旋支起始处，右冠状动脉近段和远端1/3处和分支开口处，如对角支、钝缘支、左后降支受累最多见。

第一节 CT 征象及诊断要点

1. 软斑块典型征象为沿管腔的、偏心性的、弧形低密度充盈缺损，通常多见于血管开口及分支处，具有一定的体积，有时中心部密度更低。

2. 纤维斑块多为偏心性，密度较为均匀，可与钙化斑块并存，可呈多发性。

3. 钙化斑块形态多样，可以从小的点状钙化直至片状大面积钙化，可与纤维斑块并存。一般来说钙化明显时会发生管腔的代偿性扩张，即为血管的"正性重构"。冠状动脉重度钙化时，准确评判管腔狭窄病变是对 CT 诊断能力的挑战。

4. 不同性质的斑块可以同时存在，非钙化性斑块临床上有治疗意义。

5. 能谱曲线显示不同 keV 下的脂肪 CT 值随能量的变化和其标准差，可对脂质成分进行定性分析，为临床识别"易损斑块"提供可靠的诊断依据。能谱基物质图像上，标准的脂肪曲线呈一典型"倒勺"样的曲线，已经在基础实验和临床多部位应用上得到证明。冠状动脉含脂斑块也显示出这种特征（如图4-3）。对混合斑块内不同部位进行能谱曲线分析，可以清楚地明确斑块的组成，评估病变性质（图4-1，图4-2）。

6. 能谱扫描的最佳 keV 单能量成像优化了图像的对比噪声比（CNR），65～75keV 的图像质量明显提高，钙化斑块对管腔的干扰明显减少，有益于准确评判管腔病变。

7. 图像后处理工作站的斑块成像软件根据 CT 值进行彩色编码，二维或三维可更直观、立体地观察斑块的形态与体积，选择最佳 keV 单能量成像，图像质量提高，斑块图像清晰，有助于对斑块的准确评估。

8. 能谱前门控扫描，X 线辐射剂量与常规前门控扫描剂量相当，评估斑块准确，可以作为临床应用他汀类药物治疗后斑块随访、观察疗效的有效手段之一。

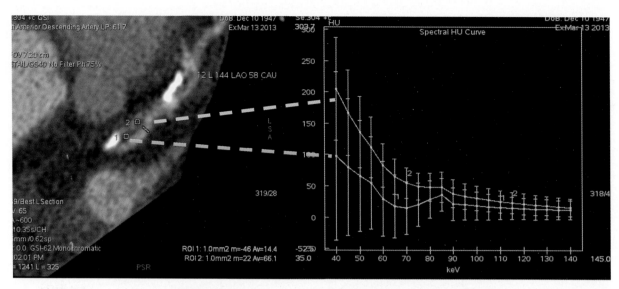

图 4-1　左前降支斑块能谱曲线分析，蓝色为脂质斑块，黄色为纤维斑块

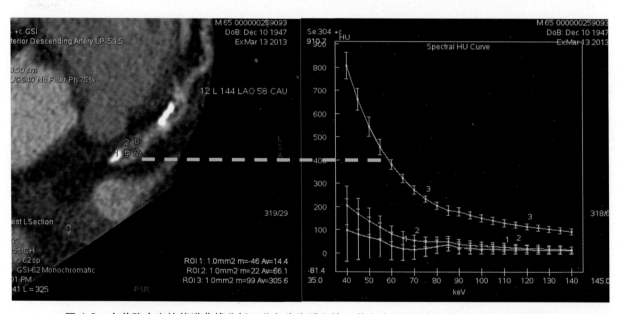

图 4-2　左前降支斑块能谱曲线分析，蓝色为脂质斑块，黄色为纤维斑块，粉色为冠状动脉管腔

第二节　病 例 分 析

一、能谱扫描显示斑块

【临床资料】　女性，79 岁，因高血压、高脂血症、胸闷而检查。体重 60kg，身高 150cm，BMI 26.6。对比剂，欧乃派克（碘海醇 350mgI/ml）55ml + 盐水 20ml，能谱扫描，有效剂量 3.07mSv。

【影像学表现】　左主干开口部为钙化性斑块，左前降支近端有一软斑块，其中央又有一更低密度区为斑块脂质核心（图 4-3A、B），彩色编码图（图 4-3C）对应显示，碘基图（图 4-3D）显示更清晰。能谱曲线（图 4-3E）示脂质核心曲线与脂肪组织相似。

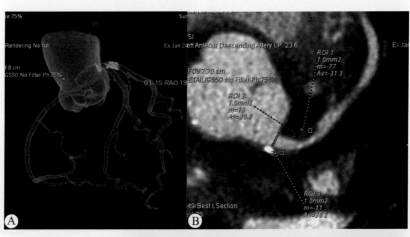

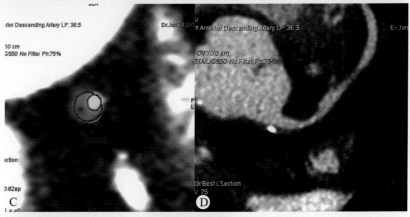

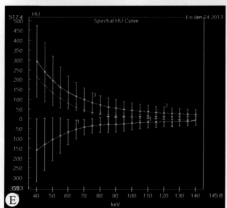

图 4-3　斑块能谱扫描
VR 图（A）及单能量 CPR（B）图显示左前降支近段钙化斑块及软斑块，彩色编码图像（C）显示软斑块，碘基图像（D）软斑块内脂质核心更加清晰，能谱曲线（E）显示脂质核心曲线与脂肪组织相似。1. 斑块脂质核心；2、3. 不同密度的软斑块；单能量图上密度显示 3 ＞ 2（B）

二、低浓度对比剂显示软斑块及管腔狭窄

【临床资料】　女性，37 岁，体重 68kg，身高 156cm，体质指数 27.9 。以"先天性心脏病、不稳定型心绞痛、高脂血症"入院。

【影像学表现】　VR（图 4-4 A）及 CPR（图 4-4 B）图像均显示左前降支近段偏心性斑块，测量 CT 值几乎为 0HU，伴有局部管腔重度狭窄。经 X 线冠状动脉造影（图 4-4 C）证实。

【影像评价】　本例患者检查使用等渗碘含量浓度为 270mg I/ml 的对比剂，按照 0.8ml/kg 给药，总量为 55ml。图像质量良好，满足诊断要求。冠状动脉 CT 所显示的管腔狭窄及斑块病变与血管造影一致。

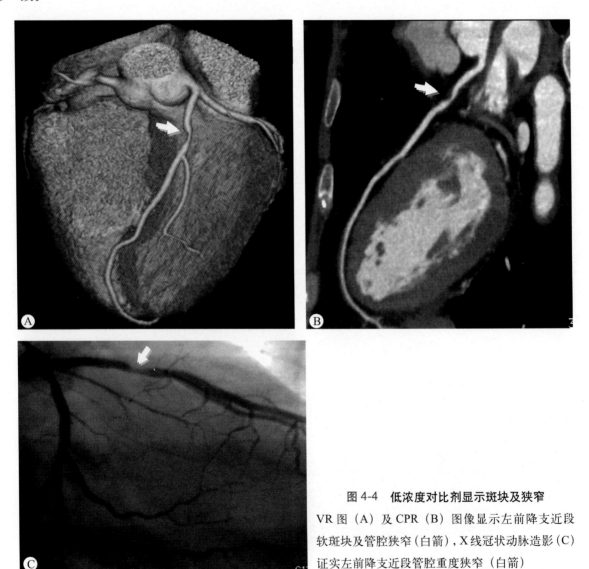

图 4-4　低浓度对比剂显示斑块及狭窄

VR 图（A）及 CPR（B）图像显示左前降支近段软斑块及管腔狭窄（白箭），X 线冠状动脉造影（C）证实左前降支近段管腔重度狭窄（白箭）

三、冠状动脉软斑块

(一)病例 1

【临床资料】　男性，62 岁，阵发性胸闷、气短 1 个月余。血压 130/90mmHg。ECG：肢体导联低电压。

【影像学表现】　左前降支近段偏心性软斑块，CPR（图 4-5 A）、LUMEN 像（图 4-5 B）及血管轴位（图 4-5 C）显示左前降支近段偏心斑块，斑块 CT 值为 20 ～ 30HU，管腔中度狭窄。

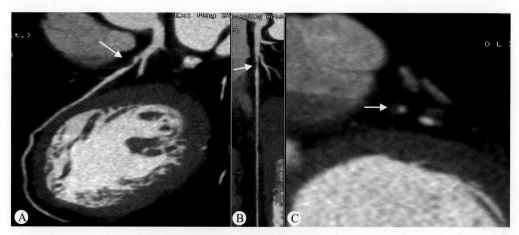

图 4-5　冠状动脉软斑块

CPR 图（A）、LUMEN（B）及血管轴位（C）图像显示左前降支近段软斑块及管腔狭窄（白箭）

(二)病例 2

【临床资料】　男性，64 岁，间断胸痛 1 年，加重 1d。有糖尿病病史。

【影像学表现】　左前降支近段长段非钙化斑块，管腔轻度狭窄。CPR（图 4-6 A）、LUMEN（图 4-6 B）像及血管轴位（图 4-6 C）清晰显示斑块位置、形态及管腔狭窄情况。斑块中心似可见更低密度区，CT 值 20 ～ 30HU，提示脂质成分可能。

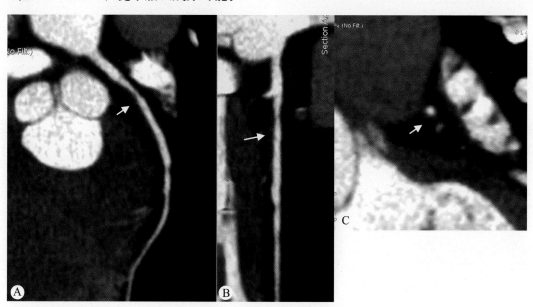

图 4-6　冠状动脉软斑块

CPR（A）、LUMEN（B）及血管轴位（C）图像显示左前降支近段斑块位置、形态及管腔狭窄（白箭）

四、冠状动脉钙化斑块

（一）病例 1

【临床资料】 男，69 岁，无症状心肌缺血，吸烟史 40 余年。

【影像学表现】 左前降支钙化斑块，CPR（图 4-7 A）、LUMEN（图 4-7 B）及血管轴位（图 4-7 C）显示钙化斑块（白箭）大部分位于管腔外，管腔欠规则，未见明显狭窄。因右冠状动脉狭窄病变，行 X 线冠状动脉造影（图 4-7 D），证实左前降支管腔未见有意义的狭窄。后门控扫描，有效剂量 7.14mSv。

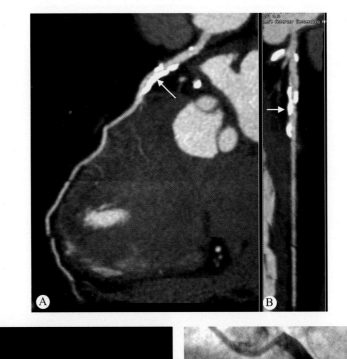

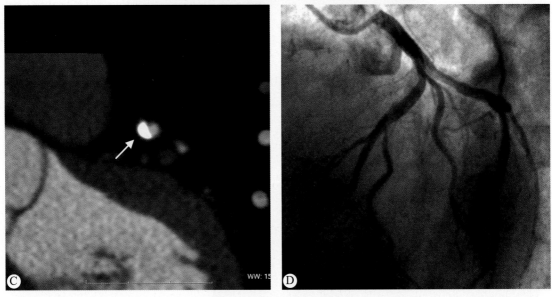

图 4-7 冠状动脉钙化斑块

CPR（A）、LUMEN（B）像及血管轴位图像（C）显示左前降支近段偏心斑块（箭），管腔不规则；X 线冠状动脉造影（D）证实左前降支管腔无狭窄

（二）病例 2

【临床资料】　男性，64 岁，阵发胸痛 1 个月余，每次持续 1min 后好转。高脂血症。

【影像学表现】　左前降支近段钙化斑块，管腔无明显狭窄。VR（图 4-8 A、B）及 CPR（图 4-8 C）清晰显示钙化斑块位置、形态及管腔狭窄情况。本例因回旋支重度狭窄行 X 线冠状动脉造影检查（图 4-8 D），证实左前降支钙化处无管腔狭窄。后门控扫描，有效剂量 8.44mSv。

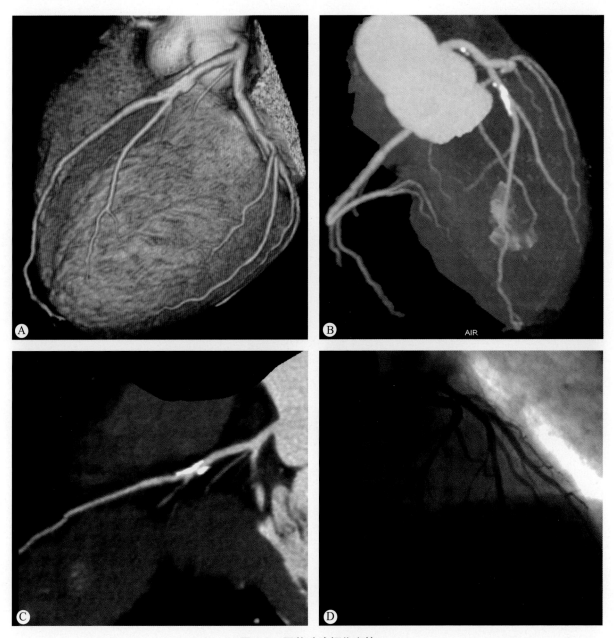

图 4-8　冠状动脉钙化斑块

VR（A、B）及 CPR（C）清晰显示左前降支钙化斑块位置、形态及管腔狭窄情况；X 线冠状动脉造影（D）证实左前降支管腔无狭窄

五、冠状动脉混合性斑块

【临床资料】 男性，64 岁，阵发胸痛 5d，最长持续 1h。

【影像学表现】 右冠状动脉近段混合性斑块，管腔重度狭窄。CPR（图 4-9 A）及 LU MEN（图 4-9 B）像清晰显示斑块位置、形态及管腔狭窄情况。经 X 线冠状动脉造影检查（图 4-9 C）证实。前门控扫描，有效剂量 4.69mSv。

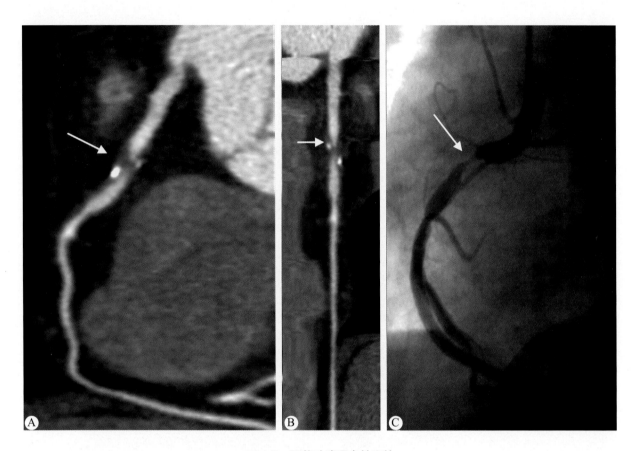

图 4-9　冠状动脉混合性斑块

CPR（A）及 LUMEN（B）像清晰显示右冠状动脉混合斑块位置、形态及管腔狭窄情况（白箭）；X 线冠状动脉造影检查（C）证实右冠状动脉重度狭窄（白箭）

六、斑块病变进展

【临床资料】　男性，69 岁，发作性眩晕 3d。动态心电图：窦性心律，偶不齐，房性期前收缩。

【影像学表现】　首次冠状动脉 CT 检查，VR（图 4-10 A1）及 CPR（图 4-10 A2）示左前降支起始部混合斑块，管腔未见明显狭窄。两年后冠状动脉 CT 复查（图 4-10 B1、B2），显示混合斑块中钙化成分增多，管腔轻度狭窄，提示病变进展。

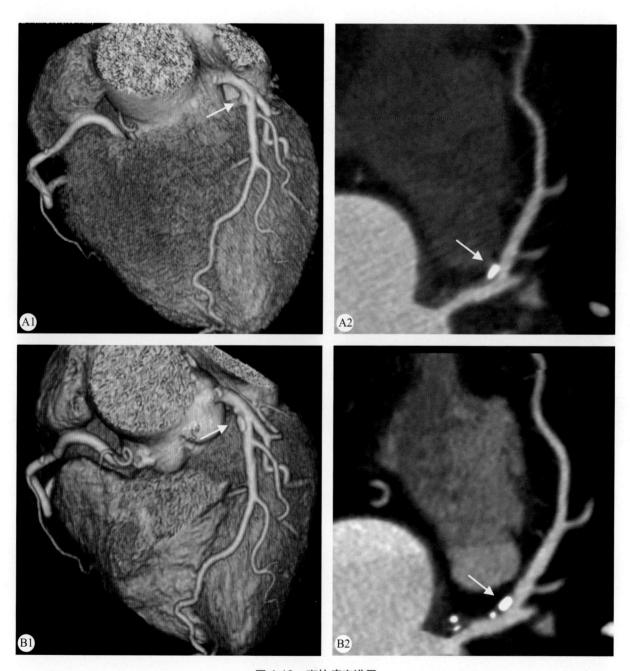

图 4-10　斑块病变进展

VR（A1）及 CPR（A2）示左前降支起始部混合斑块，管腔未见明显狭窄（白箭）。2 年后 CTCA 复查（B）显示混合斑块中钙化成分增多，管腔轻度狭窄（白箭）

七、评价斑块治疗效果

【临床资料】 女性，54 岁，间断后背痛 3 个月余。CT 发现左前降支斑块，规律服用他汀类药物治疗 1 年，复查冠状动脉 CT。

【影像学表现】 首次 CT 检查为后门控扫描（有效剂量 12.0mSv），CPR（图 4-11 A）示左前降支偏心条状非钙化斑块（白箭），CT 值 < 40HU，提示软斑块可能，管腔中度狭窄。一年后 CT（图 4-11 B）前门控扫描复查（有效剂量 2.88mSv，较前降低 76%）见斑块（白箭）较前缩小，管腔狭窄已经消失。

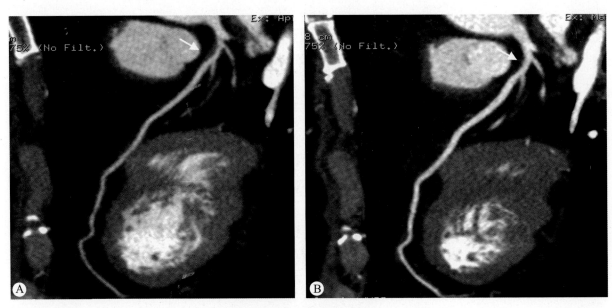

图 4-11 斑块治疗前、后对比

CPR 图像显示左前降支近段斑块治疗前（A）、后（B）对比，治疗后斑块负荷减小，对管腔造成的压迹较前改善

（张立仁 范丽娟）

第 5 章 冠状动脉管腔病变成像

第一节 基本知识概述

冠状动脉管腔最主要的病变是不同程度的管腔狭窄甚至闭塞，导致腔内血流的减少以致中断，从而影响心肌的血供。

狭窄性病变的形态依斑块的不同位置而有所不同。沿管壁的斑块向管腔中心生长则形成向心性狭窄或对称性狭窄，斑块位于管腔侧壁向中心生长则形成偏心性狭窄或不对称性狭窄。急性闭塞性病变，病变以远的管腔血流可以完全中断；慢性闭塞病变，由于侧支血管的逐步代偿，病变以远的管腔尚可以有血流存在。

传统上管腔狭窄定义为狭窄 < 50% 为轻度狭窄，50% ~ 75% 为中度狭窄，75% ~ 99% 为重度狭窄，接近完全狭窄的称为闭塞。判定管腔狭窄有管腔直径法与管腔面积法。管腔直径法简便直观，管腔面积法需要计算但更准确。根据计算公式，管腔直径狭窄为 50% 时，管腔截面面积则减少 75%。评估管腔病变对血流动力学的影响时，除关注狭窄程度外，还应注意病变形态与范围，局限性病变对血流的影响明显小于长的节段性或弥漫性狭窄病变。

除狭窄性病变外，冠状动脉的扩张性病变也是冠状动脉粥样硬化的病理表现，甚至可以形成冠状动脉瘤，极罕见的也会发生冠状动脉夹层。冠状动脉扩张性病变与狭窄性病变可以并存，造成心肌缺血。

第二节 CT 征象及诊断要点

1. 能谱最佳单能量成像对狭窄病变程度的判定更准确。能谱最佳单能量成像改善了图像质量，对狭窄病变程度的判定更加准确，与血管造影对照准确性更高（如图 5-1）。对狭窄程度的判定，当前高级图像后处理工作站的自动或半自动测量软件，能在两个相互垂直的平面上自动显示直径法与面积法计算出的管腔狭窄比值（如图 5-8，图 5-9），当管腔内对比剂浓度恰当、提取的中心线位置良好、图像无伪影干扰时，这一测量值就可靠。准确判定狭窄程度需参考测量数据以及多种方法重建的图像多角度观察，综合考虑。

2. 能谱去钙化图像有助于评估严重钙化性病变。受图像空间分辨率、线束硬化伪影、部分容积效应的影响，钙化病变时对管腔的准确评估很受限。国内、外冠状动脉 CT 成像的指南文件均明确指出当 Agatston 评分 > 300 时评价冠状动脉狭窄程度明显受限，因为严重钙化的管腔多存在管腔的正性重构，容易出现高估病变狭窄程度的倾向。能谱图像上即可以生成"去钙（人体钙化斑块中的主要成分是羟磷灰石，HAP）留碘"的碘基图像，也可以生成"去碘留 HAP"的 HAP 基图像，提供了进一步观察管腔狭窄的手段（如图 5-3）。综合其他手段，改进了钙化病变的评估。

3. 冠状动脉不同程度的扩张性病变和动脉瘤诊断比较直观，大于管腔直径 50% 的扩张即称为动脉瘤，扩张性病变与动脉粥样硬化钙化狭窄性病变通常并存（见图 5-4）。

第三节 病例分析

一、等渗、低浓度对比剂能谱成像诊断狭窄病变

【临床资料】 男性，48 岁，身高 172cm，体重 70kg，BMI 23.7，间断胸闷 1 年，加重 1 周。既往高血压史，吸烟史。急诊行前门控能谱扫描，对比剂 55ml（等渗碘克沙醇 270mgI/ml），140kV，600mA，CTDIvol 10.06 mGy，DLP 140.87 mGy-cm，有效辐射剂量 1.97mSv。

【影像学表现】 右冠状动脉近段粥样硬化病变；右冠状动脉近段非钙化斑块，管腔局限中度狭窄。诊断为右冠状动脉单支病变，同期冠状动脉造影示右冠状动脉近段 60% 局限性狭窄（图 5-1）。临床行药物治疗。

【影像评价】 双能量能谱扫描是目前唯一能够实现虚拟单能量冠状动脉 CT 成像的技术方法。该方法包括冠状动脉物质分析、去除钙化斑块观察管腔、斑块定性分析及心肌碘含量测定等。已有的研究证实低渗对比剂的冠状动脉能谱成像，最佳 keV 是 65 ~ 75keV。等渗低浓度对比剂冠状动脉能谱扫描，最佳 keV 同样是 65 ~ 75keV。本例 65keV 的图像测量，CT 值 364HU、噪声 18.9（SD 值）。

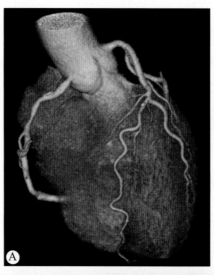

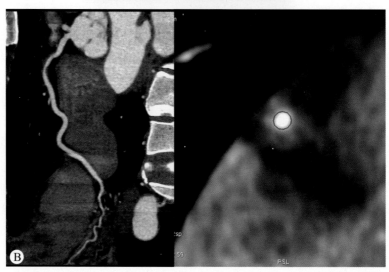

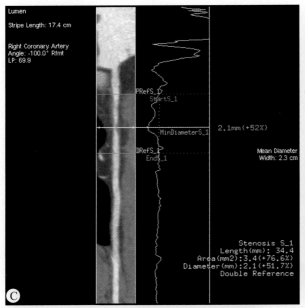

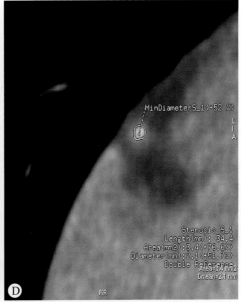

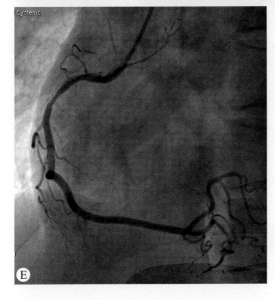

图 5-1　等渗对比剂能谱成像诊断狭窄病变

VR 图像（A）显示左前降支未见狭窄，右冠状动脉斑块及狭窄；右冠状动脉 MPR 像和相应的短轴像（B）、CPR 及截面测量图像（C、D）提示狭窄为 76.6%，同期冠状动脉造影（E）狭窄病变达 60% 左右

二、低浓度对比剂、低辐射剂量冠状动脉成像诊断狭窄病变

【临床资料】 女性，62 岁，身高 150cm，体重 55kg，BMI 24.4，间断胸闷、气短 1 个月。前置心电门控扫描，管电压 100kV，管电流 228mA，对比剂 50ml（等渗碘克沙醇 270mgI/ml），ASiR30 %，CTDIvol 4.72 mGy，DLP 66.08mGy-cm，有效辐射剂量 0.93mSv。

【影像学表现】 左前降支中段混合斑块，回旋支近段非钙化斑块；左前降支近段混合斑块，管腔局限重度狭窄；回旋支近段非钙化斑块，管腔局限中度狭窄（图 5-2）。诊断为冠状动脉双支病变，经冠状动脉造影检查证实。

【影像评价】"双低"冠状动脉 CT 成像（即低辐射剂量和低对比剂负荷）有广泛的临床应用前景。该方法在降低辐射剂量的同时，减少了受检者的碘负荷（碘浓度与碘总量），患者的耐受性好，对肾功能影响降至最小。本例图像左主干管腔的 CT 值为 475HU、噪声（SD 21.5），图像质量满足诊断要求，可以很清楚地观察，对狭窄的判断与血管造影"金标准"的评估一致。

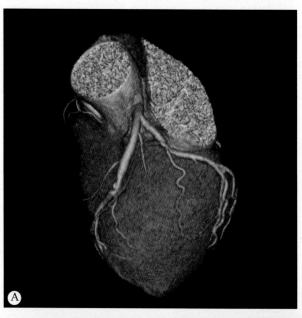

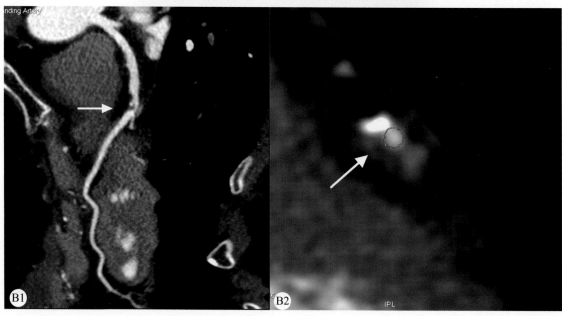

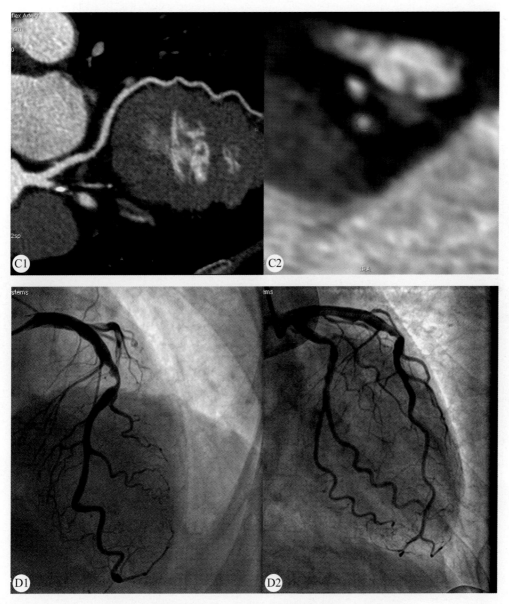

图 5-2 低浓度对比剂、低剂量冠状动脉成像诊断狭窄病变

VR像（A）示左前降支中段混合斑块、回旋支近段非钙化斑块形成；左前降支CPR图像（B1）示左前降支中段混合斑块，管腔局限重度狭窄（白箭），横断面示狭窄为偏心性（B2白箭）；回旋支CPR图像（C1，C2），回旋支近段非钙化斑块，管腔局限中度狭窄；冠状动脉造影示左前降支中段局限重度狭窄（D1），回旋支近段局限中度狭窄（D2）

三、能谱成像观察支架及诊断狭窄病变

【临床资料】　男性，65 岁，体重 65kg，身高 165cm，体质指数 23.8，以"支架术后 2 年，高血压控制不佳，血糖高，近期有发作性胸闷"就诊。前门控冠状动脉能谱扫描 140kV，600mA，DLP 140.87mGy-cm，ED 1.97mSv。

【影像学表现】　冠状动脉粥样硬化性病变，最佳单能量（65keV）及碘基图像显示左前降支多发混合斑块，管腔中度狭窄；回旋支支架无狭窄；右冠状动脉多发斑块，中段重度狭窄，病变与血管造影所见一致（图 5-3）。

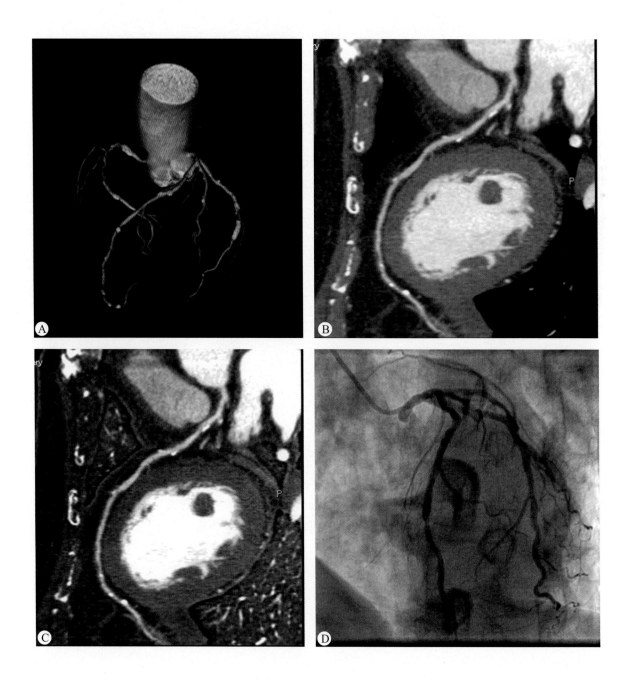

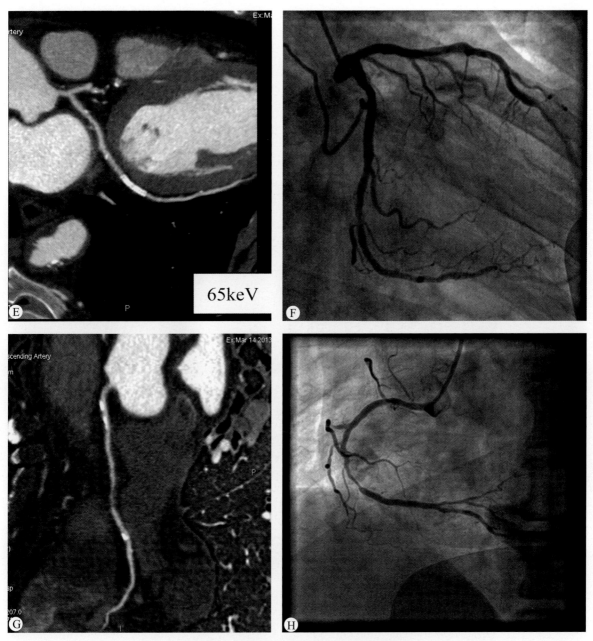

图 5-3　能谱成像观察支架及诊断狭窄病变

　VR 像（A）冠状动脉多发狭窄病变，回旋支支架；65keV 图（B）、碘基图（C）、血管造影（D）均显示左前降支管腔中度狭窄；65keV 图（E）、血管造影（F）显示回旋支管腔通畅；碘基图（G）、血管造影（H）均提示并证实右冠状动脉重度狭窄病变

四、冠心病、冠状动脉狭窄及动脉瘤形成

【临床资料】 男性，66 岁，以冠心病入院。

【影像学表现】 左主干及三分支多发冠状动脉瘤伴钙化，病变累及左主干全程、左前降支与第一对角支分叉处、回旋支与钝缘支分叉处，以及右冠状动脉近段；动脉瘤处合并多发中度以上狭窄性病变。上述病变经冠状动脉血管造影证实，符合冠状动脉瘤样扩张，三支病变，累及左主干、左前降支、回旋支及右冠状动脉（图 5-4）。旁路移植术（搭桥术）中见左冠状动脉各支、右冠状动脉弥漫性病变，回旋末端细小。桥血管与右冠状动脉、左前降支、钝缘支分别吻合。

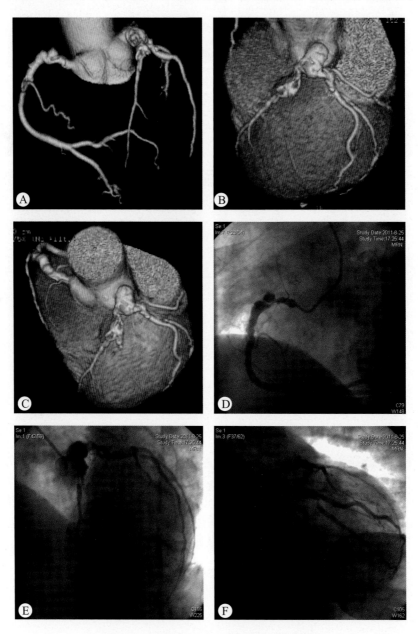

图 5-4 冠心病，冠状动脉狭窄及动脉瘤

VR 像（A）、血管造影（D）显示右冠状动脉近端管腔局部重度狭窄及动脉瘤形成；VR 像（B）、血管造影（E）显示左主干与左前降支近端的动脉瘤伴有管壁明显钙化及管腔狭窄；VR 像（C）、血管造影（F）显示回旋支开口处的动脉瘤伴有管壁明显钙化及管腔狭窄

五、左主干＋双支血管重度狭窄病变

【临床资料】　男性，78 岁，间断胸闷、胸痛 10 余年，加重 1 个月余。后门控扫描。

【影像学表现】　左主干远端、左前降支开口部及回旋支开口、中段管腔重度狭窄。左主干远端、左前降支开口、回旋支开口及中段均见非钙化斑块，管腔重度狭窄；管腔横断面显示各处斑块均为偏心性，呈内、外向生长；左主干远端管腔直径约 1.5mm，左前降支开口约 1.7mm，回旋支开口约 1.8mm，回旋支中段约 1.1mm。诊断为冠心病，左主干＋前降支、回旋支重度狭窄病变（图 5-5）。病变程度，经同期冠状动脉造影证实（图 5-5 L），并行 PCI 治疗。

【影像评价】　后处理工作站提供的冠状动脉分析软件可以全面地显示病变，其血管断面重组能够清楚显示斑块的分布和大小，并量化管腔的直径或面积，准确判定血管狭窄程度，与冠状动脉造影一致性很好。

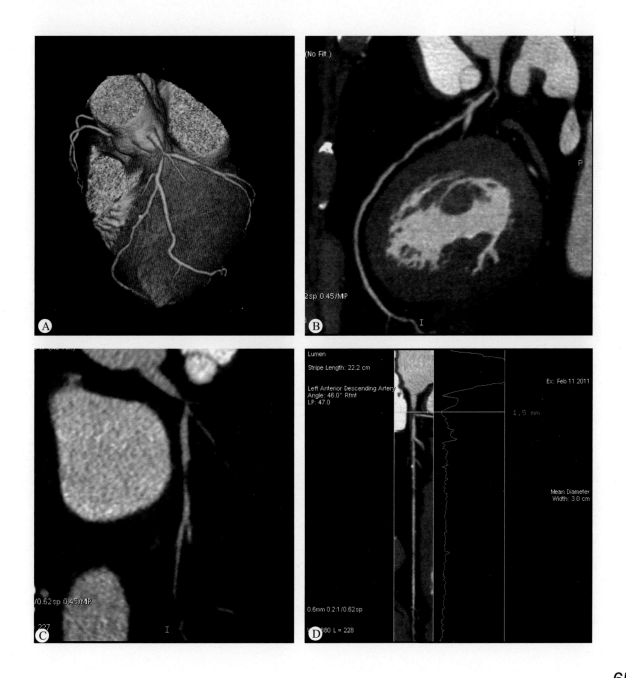

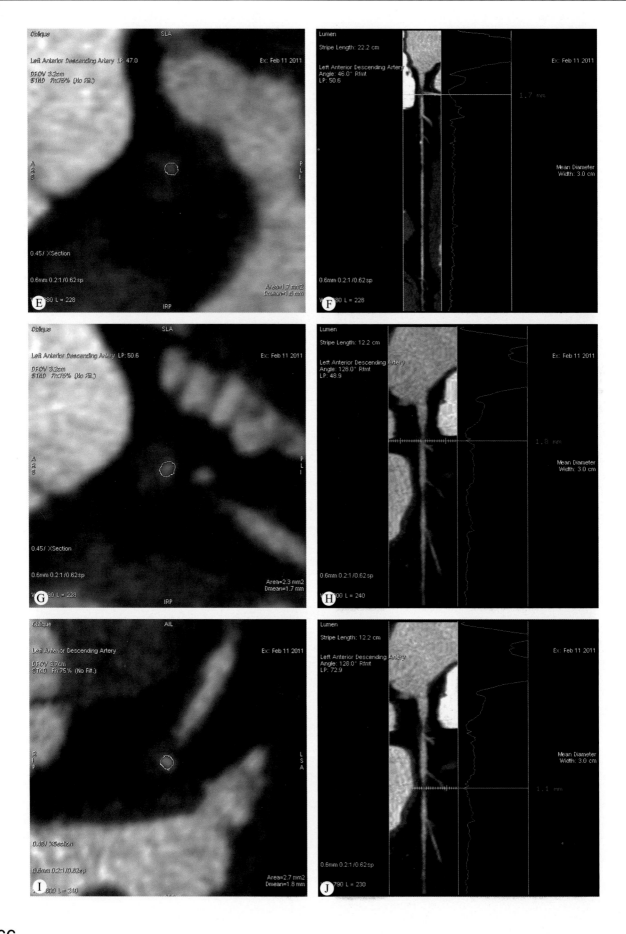

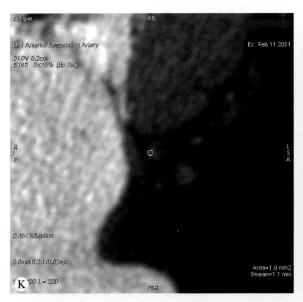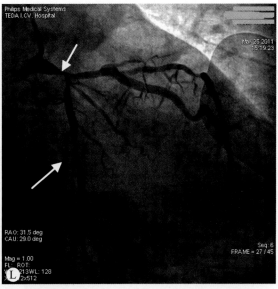

图 5-5　左主干 + 双支血管重度狭窄病变

A. 冠状动脉 VR 像，左主干远端、左前降支开口部及回旋支开口、中段管腔重度狭窄；B.CPR 像示左主干远端、左前降支开口部管腔重度狭窄；C.CPR 像示左主干远端、回旋支开口、中段管腔重度狭窄；D、E. 左主干血管截面积图，显示管腔重度狭窄；F、G. 左前降支血管截面积图，显示管腔重度狭窄；H、I. 回旋支开口部血管截面积图，显示管腔重度狭窄；J、K. 回旋支中段血管截面积图，显示管腔重度狭窄；L. 冠状动脉造影显示左主干远端、左前降支及回旋支开口、回旋支中段重度狭窄（白箭）

六、冠心病（三支病变）

【临床资料】 女性，64岁，间断心悸10余年，既往有高血压病史。

【影像学表现】 左前降支、回旋支及右冠状动脉多发混合斑块；左前降支近段钙化及非钙化斑块，管腔局限几近闭塞；回旋支弥漫混合斑块，近段管腔局限性重度狭窄或闭塞；右冠状动脉中段钙化及非钙化斑块，管腔节段性中度狭窄。诊断为冠心病，三支病变，病变情况经同期冠状动脉造影检查证实（图5-6）。

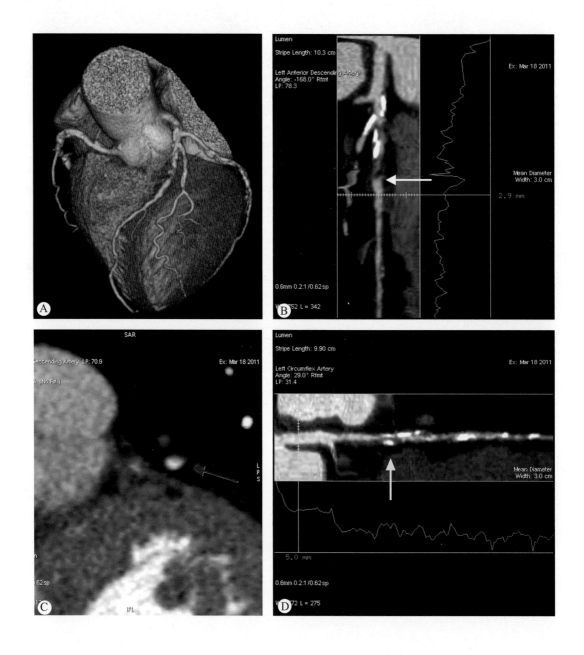

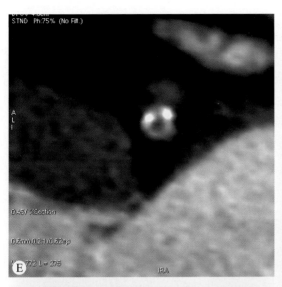

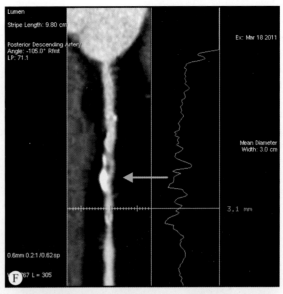

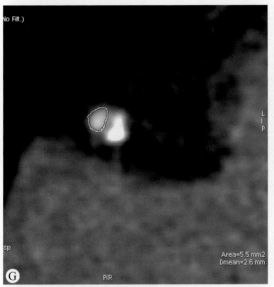

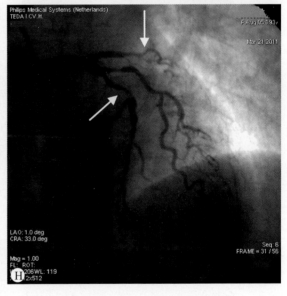

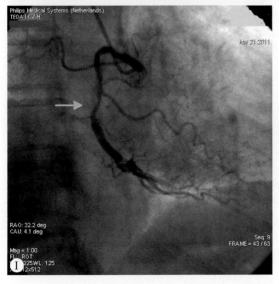

图 5-6　冠心病三支病变

A. 冠状动脉 VR 像示各分支多发粥样硬化斑；B、C. 左前降支近段重度狭窄几近闭塞（白箭），横断面示管腔呈缝隙样偏心狭窄（红箭）；D、E. 回旋支近段重度狭窄（黄箭），横断面示管腔内低密度影伴钙化；F、G. 右冠状动脉中段管腔中度狭窄（浅蓝箭），横断面示混合斑块向腔内、外同时生长；H. 冠状动脉造影示左前降支近段节段性狭窄 95% ～ 99%（白箭），回旋支管腔近段重度缺失（黄箭）；I. 右冠状动脉中段管腔节段性 65% 狭窄（浅蓝箭）

七、冠心病（重度三支病变）

【临床资料】　男性，69 岁，劳力性胸痛 5 年，加重 5d 余，高血压史 10 年。

【影像学表现】　左前降支、对角支及左回旋支多发钙化及非钙化斑块（图 5-7 A）；左主干近端混合斑块，管腔局限中度狭窄，左前降支近段钙化及混合斑块，管腔局限重度狭窄（图 5-7 B～D）；对角支近段钙化斑块，管腔中度狭窄（图 5-7 E、F）；回旋支多发钙化及少量混合斑块，中段管腔局限重度狭窄（图 5-7 G、H）；右冠状动脉散在多发混合斑块，中段管腔局限重度狭窄（图 5-7 I、J）。诊断为冠心病三支病变，血管狭窄程度经冠状动脉造影检查证实（图 5-7 K、L）。

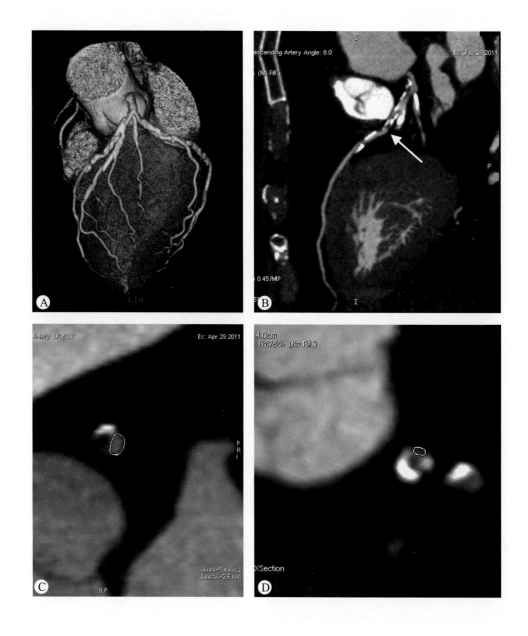

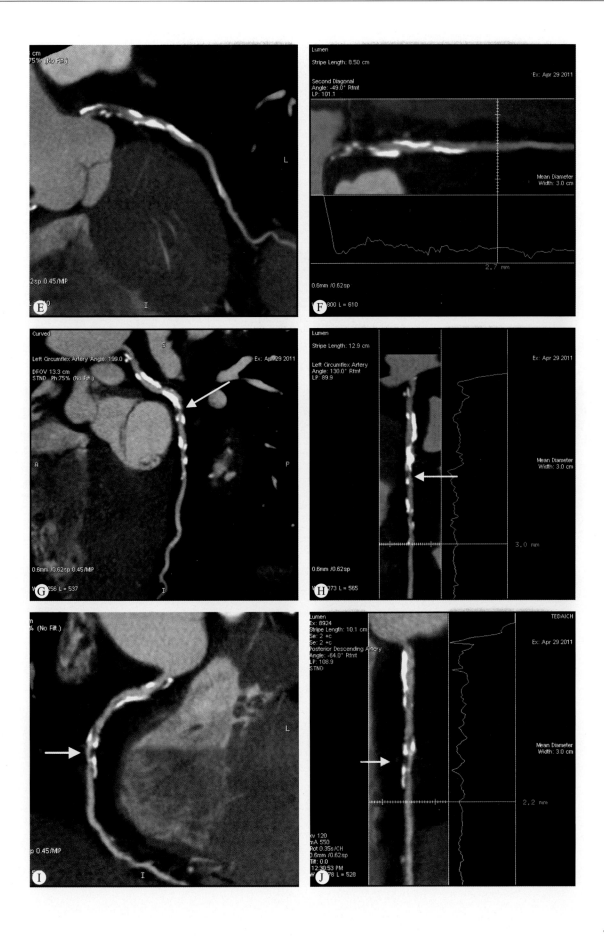

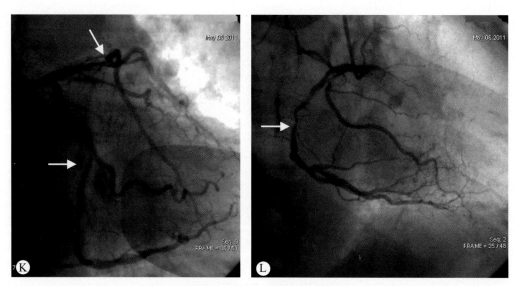

图 5-7　冠心病 重度三支病变

A.VR 像示左冠状动脉多发粥样硬化斑块；B ~ D. 左主干及左前降支 CPR 图像，左主干近端混合斑块，管腔中度狭窄，左前降支近段混合斑块管腔局限重度狭窄（白箭），横断面示左主干及左前降支狭窄均为偏心性；E、F. 对角支近段钙化斑块，管腔局限中度狭窄；G、H. 回旋支散在钙化及小混合斑块，中段管腔局限重度狭窄（白箭）；I、J. 右冠状动脉中段局限重度狭窄（白箭）；K、L. 冠状动脉造影显示左前降支近段、回旋支中段及右冠状动脉中段管腔重度狭窄（白箭）

八、冠心病（单支病变）

【临床资料】 男性，41 岁，阵发性心前区不适 1d，高血压史 10 年。

【影像学表现】 右冠状动脉近段管腔局限性中度狭窄（图 5-8 A）；右冠状动脉近段非钙化斑块形成（图 5-8 B），管腔直径局限性狭窄约 56%，截面积狭窄约 81%（图 5-8 C）。诊断为冠心病，右冠状动脉单支病变。同期冠状动脉造影示右冠状动脉近段约 60% 局限性狭窄（图 5-8 D）。

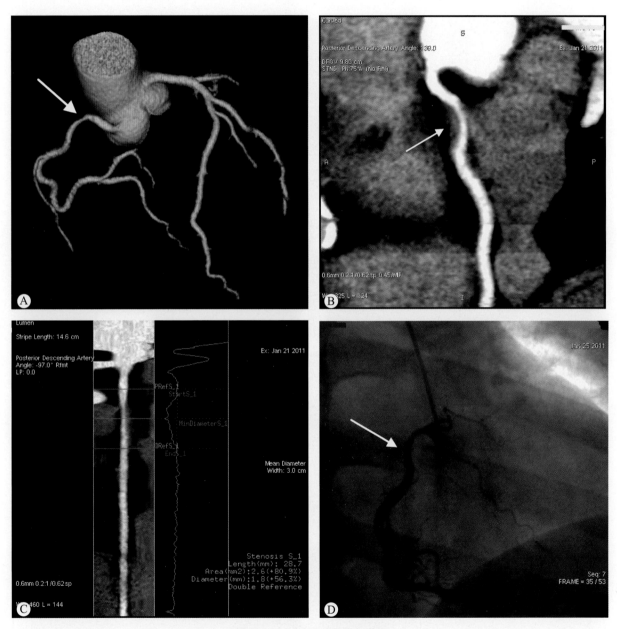

图 5-8　右冠状动脉单支病变

A.冠状动脉树示右冠状动脉近段局限性狭窄（白箭），余冠状动脉分支未见异常；B、C.右冠状动脉近段非钙化斑块（白箭），管腔直径狭窄 56.3%，截面积狭窄 80.9%；D.冠状动脉造影，右冠状动脉近段局限性狭窄约 60%（白箭）

九、冠状动脉狭窄病变测量

【临床资料】 男性，57 岁，间断心悸 5 年余，加重 10d。曾行 PCI 治疗，右冠状动脉置入支架，为进一步评估行冠状动脉 CT。

【影像学表现】 左前降支近、中段散在钙化及非钙化斑块（图 5-9 A），于左前降支近端重度狭窄（图 5-9 B）；对角支开口上方斑块呈偏心性，狭窄直径测量法约为 83%，面积测量法约 97%（图 5-9 C）；冠状动脉造影（图 5-9 D）示左前降支近段管腔局限 80% ~ 90% 狭窄。

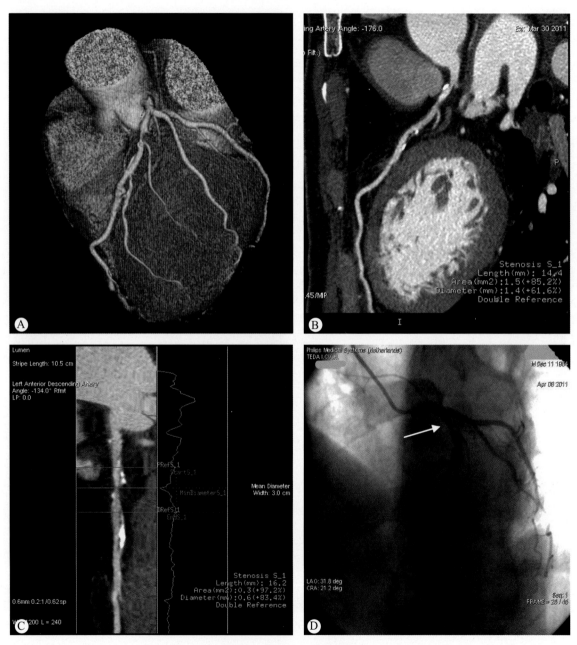

图 5-9 冠状动脉病变测量

A. 冠状动脉 VR 图像，显示左前降支近端于对角支开口上方重度狭窄；B. 左前降支 CPR 图像，多发钙化灶，近端管腔局限性重度狭窄；C. 直径与面积测量法显示狭窄程度分别为 83.4% 和 97.2%；D. 冠状动脉造影，左前降支近端重度狭窄（白箭）

（张立仁　孙凤伟）

第 *6* 章　冠状动脉支架成像

第一节　基本知识概述

冠状动脉支架置入术是内科治疗冠状动脉粥样硬化性心脏病的重要手段，部分患者可能因内膜增生发生支架内再狭窄，选择合适的检查技术进行术后随访十分必要。选择性冠状动脉造影仍是评价冠状动脉支架病变的金标准，因其相对有创、操作相对复杂、费用偏高，一定程度上限制了其在冠状动脉支架术后随访中的应用。临床上需要无创影像学检查手段来逐步替代选择性冠状动脉造影复查。64 排螺旋 CT 对冠状动脉支架内再狭窄的阴性预测值高，对支架闭塞的阳性预测值高，是目前临床复查的主流影像学检查设备，但普遍认为对 3mm 以下支架 64 排螺旋 CT 评估受限。

当前国内已经普遍应用药物洗脱支架，支架的金属平台由不锈钢材料更多的转向金属合金材料。同时后 64 排高端 CT 设备性能也从多个角度得到提高，包括旋转速度、球管能力、探测器材料、采样率、迭代重建算法等，因此成像的时间分辨率与图像空间分辨率明显提高，支架金属材料造成的硬线束伪影和部分容积效应的模糊伪影得到改善。当前 0.23mm^3 的图像空间分辨率可较以往 CT 获得更加清晰的冠状动脉支架图像，提高了冠状动脉支架的可视度和测量精度，可以观察到小支架的管腔，使得冠状动脉 CT 成像在支架内病变及通畅性评估方面的应用更为广泛。

第二节　高分辨 CT 支架成像的研究

一、体模研究

国产乐普支架，直径分别为 2.5mm、2.75mm、3.0mm、3.5mm、4.0mm 的 316L 和 L605 两种材料支架各 5 枚，共 10 枚分别进行高分辨（HD）模式与非高分辨（NHD）模式前门控扫描，测量支架的内径、支架腔内 CT 值及邻近支架模拟冠状动脉管腔的 CT 值，计算支架内腔显示率＝（支架内径测量值）/（实际标称直径值）×100%，支架腔内 CT 值的增加值＝（支架腔内 CT 值）－（邻近模拟冠状动脉腔内 CT 值），结果见表 6-1，提示高分辨模式图像效果优于非高分辨模式（图 6-1）。

表 6-1　两种扫描模式支架管腔显示率及腔内 CT 值的增加值比较

	HD 模式	NHD 模式	t	P
管腔显示率（%）	49.2±8.9	45.9±10	−5.250	< 0.05
CT 值增加值（HU）	50.0±21.0	124.5±101.4	−2.784	< 0.05

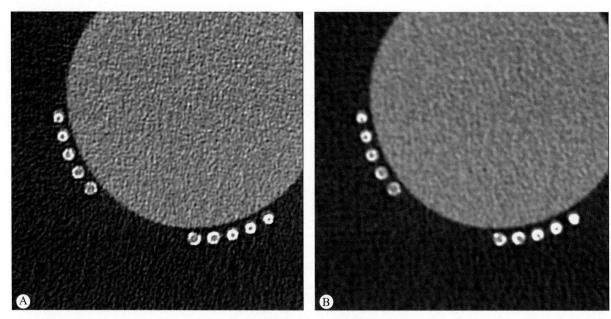

图 6-1 支架扫描模式

A.高分辨模式扫描、高分辨细节方式重建的体模支架横断面图像；B.非高分辨模式扫描、细节方式重建的体模支架横断面图像

二、图像重建方式研究

高分辨扫描图像的重建方式有所不同，经对 29 例患者 36 枚支架（其中 Cypher 支架占 60%）高分辨扫描后用四种不同重建方式（标准方式、细节方式、高分辨标准方式、高分辨细节方式）所获图像进行图像评分和支架截面积测量的研究，可以看出不同的重建方式测量的截面积均未能达到自身管腔标称值（4.50mm²），但是高分辨细节方式所测得的支架截面积数值最高、图像评分最好，已成为临床常规首选的方式，见表 6-2 和图 6-2。

表 6-2 支架四种重建模式的对比

重建方式	支架截面积	图像评分
标准	2.31mm²	1.62
细节	2.85mm²	2.23
高分辨标准	2.90mm²	3.59
高分辨细节	3.08mm²	4.27

三、临床研究

最初从 10 个支架传统 64 排 CT 成像与高分辨 HDCT 支架成像的对比中已经看到高分辨成像对支架评估的影响。采用 1～6 分评分法对两种不同成像手段获得的支架图像质量进行评分；并测量同一支架腔内 5 个标志点处的横截面积。测量窗宽 1200HU，窗位 240HU。对所有数据进行统计学分析处理。资料显示：传统 64 排 CT 组获得的支架图像质量总评分（31 分）低于高分辨 HDCT 组（39

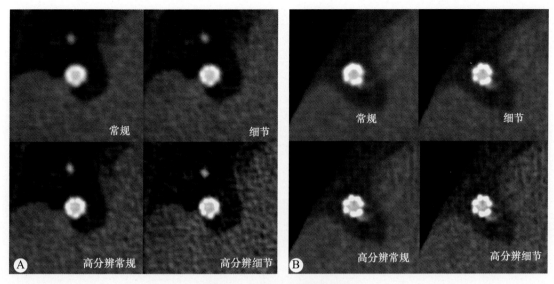

图 6-2　支架重建模式的对比

A. 乐普直径 3.5mm 支架，四种重建方式管腔截面，右下为高分辨细节方式；B.Cypher 直径 3.0mm 支架，四种重建方式管腔截面，右下为高分辨细节方式

分），两者相差 8 分，具有统计学意义（$P < 0.05$）（表 6-3）；64 排 CT 的支架腔内横截面积均值（1.31mm^2）小于高分辨 CT 的支架腔内横截面积均值（1.68mm^2），两者相比偏差率约为 30%，差异具有统计学意义（$P < 0.05$）（表 6-4）。高分辨 CT 可使原 3mm 以下不可评估的小支架得到显示。

表 6-3　支架图像质量评分

部　位	型号、大小	高分辨模式评分	常规模式评分	差值分
1. 左前降支	Cypher 2.75mm × 13mm	5	5	0
2. 回旋支	Taxus 2.25mm × 16mm	5	3	2
3. 左前降支	Cypher 3.0mm × 33mm	5	2	3
4. 左前降支	Cypher 3.0mm × 18mm	5	3	2
5. 左前降支	不详	2	2	0
6. 钝缘支	不详	2	2	0
7. 左前降支	Cypher 2.75mm × 28mm	2	1	1
8. 左前降支	不详	3	3	0
9. 右冠状动脉	不详	5	5	0
10. 回旋支	Cypher 2.5mm × 13mm	5	5	0
总分		39	31	8（$P < 0.05$）

表 6-4　支架截面积测量

编　号	型号、大小	高分辨模式 mm² (x±s)	常规模式 mm² (x±s)	偏差率（%）
1.	Cypher 2.75mm×13mm	1.56±0.391	1.52±0.228	25.6
2.	Taxus 2.25mm×16mm	1.04±0.513	0.40±1.22	61.5
3.	Cypher 3.0mm×33mm	1.78±0.286	1.40±0.367	23.6
4.	Cypher 3.0mm×18mm	2.34±0.844	1.88±0.192	15.6
5.	不详	3.68±1.028	2.94±0.844	28.8
6.	不详	1.6±0.430	0.90±0.071	43.8
7.	Cypher 2.75mm×28mm	0.8±0.235	0.66±0.305	17.5
8.	不详	0.96±0.404	0.88±0.502	34.7
9.	不详	1.90±0.566	1.52±0.356	20.0
10.	Cypher 2.5mm×13mm	1.18±0.084	0.96±0.358	25.4
均值		1.684±0.848* (*t*=-4.65)	1.306±0.731	29.65±13.95

*P < 0.05

　　扩大样本量的进一步对 55 例支架术后前瞻性门控扫描冠状动脉 CT 图像的分析亦有很好的效果。对 HD 组 29 例、49 枚支架采用高分辨模式扫描、高分辨细节方式重建，NHD 组 26 例、47 枚支架行常规模式扫描、细节方式重建，排除图像质量差的 8 枚支架，获得总计 88 枚不同型号的可评价支架图像。结论如下：①在不增加患者辐射剂量的条件下，高分辨模式扫描支架内腔显示率高于非高分辨模式，对支架的显示更清晰，图 6-3；②对内径为 2.75mm、3.0mm、3.5mm 的支架，高分辨模式与非高分辨模式存在统计学差异，前者显示效果高于后者；③对内径为 2.5mm 及 ≥ 4mm 的支架，两种扫描模式差异无统计学意义（表 6-5）。

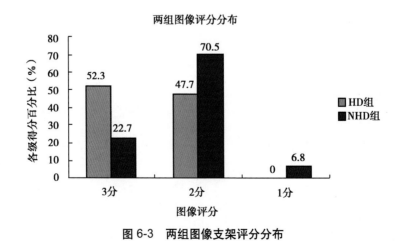

图 6-3　两组图像支架评分分布

表 6-5　不同管径支架管腔显示率（%）比较

支架内径（mm）	分组	n	测量内径（mm）	管腔显示率（%）	t	P
2.25	HD	0	—	—		
	NHD	1	0.6	26.7	—	—
2.5	HD	11	1.18 ± 0.18	47.1 ± 7.0		
	NHD	5	1.05 ± 0.07	42.0 ± 28.3	1.544	0.145
2.75	HD	6	1.49 ± 0.14	54.2 ± 4.9		
	NHD	9	1.19 ± 0.08	43.2 ± 2.8	5.517	< 0.05
3.0	HD	11	1.68 ± 0.13	55.9 ± 4.2		
	NHD	12	1.54 ± 0.14	51.3 ± 4.5	2.531	< 0.05
3.5	HD	11	2.26 ± 0.31	64.7 ± 9.0		
	NHD	14	1.81 ± 0.24	51.8 ± 6.8	4.081	< 0.05
$\geqslant 4.0$	HD	5	2.51 ± 0.21	62.8 ± 5.2		
	NHD	3	3.10 ± 0.85	70.8 ± 11.8	-1.379	0.217

第三节　支架 CT 图像诊断要点

1. 支架图像受不同材料、不同编织工艺的影响，显示出的清晰度也不同，一般来说对位于血管近端大支架的评价优于远端小支架。

2. 病变评估的标准可按基本正常、有狭窄、闭塞分类，CT 诊断闭塞性病变很可靠，与血管造影的相关性非常好。要多方位观察排除支架位置不良、扭曲、成角、局部对比剂外溢等并发症。

3. 对支架近、远端（段）血管的评估应充分，支架近端的病变会影响支架的充盈与显示，支架与远端血管的衔接状态对血供也有影响。

4. 冠状动脉能谱扫描应用于支架复查也在研究之中，高 keV 单能量图像对支架壁的显示更好，低 keV 单能图像对观察支架内病变更好，见图 6-4 显示各支血管的能谱图像。

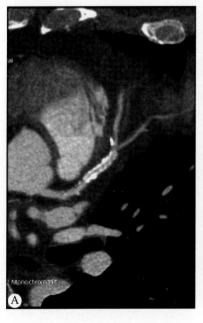
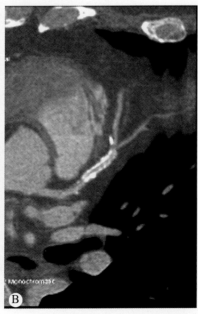
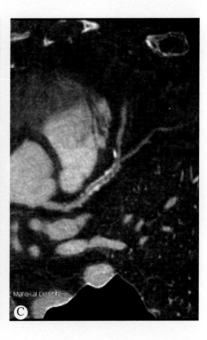

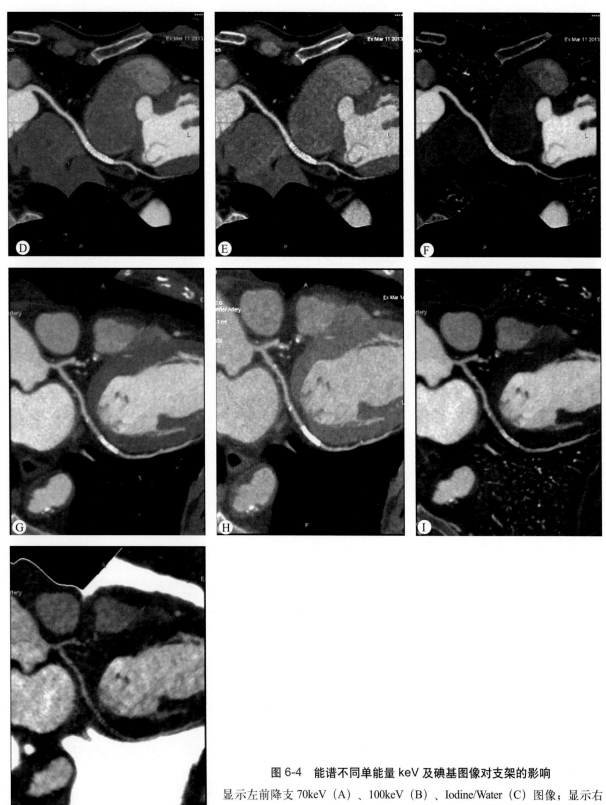

图 6-4　能谱不同单能量 keV 及碘基图像对支架的影响

显示左前降支 70keV（A）、100keV（B）、Iodine/Water（C）图像；显示右冠状动脉 75keV（D）、120keV（E）、Iodine/Water（F）图像；显示回旋支 65 keV（G）、120 keV（H）、Iodine/Water（I）、Iodine/HAP（J）图像

第四节 病 例 分 析

一、不同扫描模式支架图像对比

不同扫描模式支架图像对比，见图 6-5。

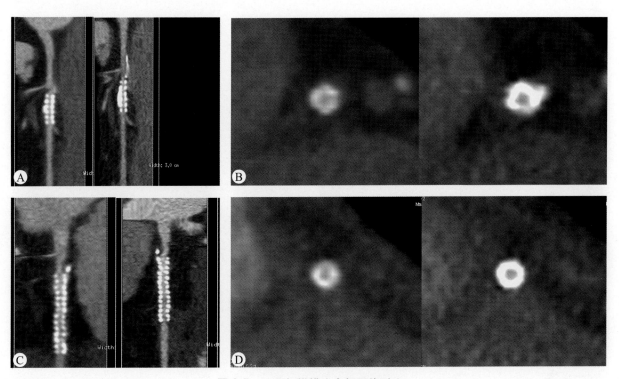

图 6-5 不同扫描模式支架图像对比

A、B.Cypher 2.75mm 支架 CPR 和横断面图像，左侧为常规模式、右侧为高分辨模式；C、D.Cypher 3.0mm 支架
CPR 和横断面图像，左侧为常规、右侧为高分辨模式。高分辨扫描图像优于常规扫描模式

二、高分辨扫描模式显示小支架

【临床资料】　男性，54 岁，2006 年回旋支支架（Taxus，2.25mm）置入术后复查，应用 HDCT 冠状动脉成像显示支架。

【影像学表现】　回旋支远端见支架 1 枚，支架近、远端均见管腔充盈，仿 IVUS 技术显示支架内腔，管壁光滑（图 6-6），MPR 图像示支架壁清楚，无金属伪影，支架腔内管腔可见。

【影像评价】　常规 CT 对 < 2.5mm 的支架影像学评价明显受限，本病例高分辨 CT 冠状动脉成像对 2.25mm 直径的 Taxus 支架可以显示支架位置、形态，通过仿 IVUS 技术使支架内腔得以显示，提高了小直径支架腔内的可视度。

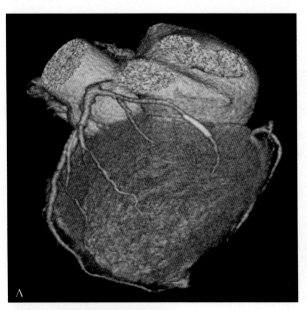
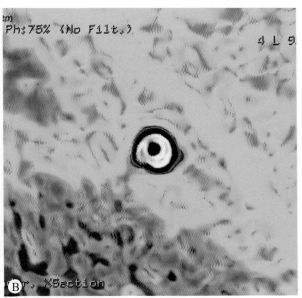
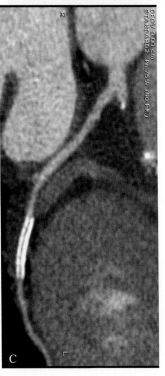

图 6-6　高分辨扫描显示小支架

A.VR 图像显示回旋支小支架，支架以远管腔显示尚好，间接提示支架血流通畅；B. 仿 IVUS 技术显示支架内腔，管壁光滑；C. 回旋支 MPR 图像，支架壁清楚，无伪影

三、高分辨模式与常规模式图像对比

【临床资料】　男性，53 岁，2006 年 LAD 支架（Cypher 3.0mm×33mm）置入术，先、后随访中分别行常规 CT 与高分辨 CT 复查。常规模式（120kV，500mA、后门控），有效剂量为 13.74mSv；高分辨模式（120kV，550mA、前门控）有效剂量 4.28mSv。

【影像学表现】　左前降支支架图像前后对比，可以看出无论 VR、MPR、CPR 图像，高分辨模式均较常规模式获得了更加清晰的支架图像（图 6-7）。

【影像评价】　高分辨模式探测器效率提高，同时应用自动调节数据迭代重建（ASiR）技术能够较传统模式减少图像噪声、降低支架本身伪影干扰和提高空间分辨率，可以明显改善冠状动脉支架成像质量，更有利于评价支架是否完全闭塞、支架周边再狭窄、支架内膜增生或血栓形成，以及支架位置不良或假性动脉瘤等，提高了支架病变诊断水平。

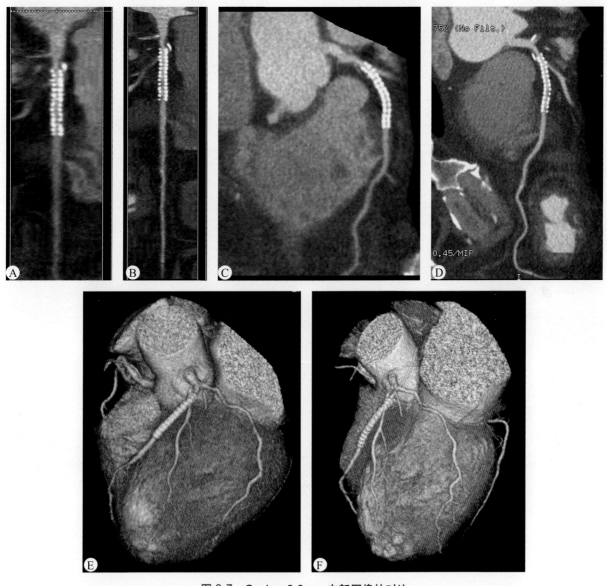

图 6-7　Cypher 3.0mm 支架图像的对比

左前降支常规模式 CPR 图像（A）、MPR 图像（C）、VR 图像（E）与高分辨模式 CPR 图像（B）、MPR 图像（D）、VR 图像（F）的对比，可以明显地看出高分辨模式效果优于常规模式

四、低剂量支架成像

【临床资料】 女性，70岁，身高158cm，体重59kg，体质指数23.6。LAD支架术后复查。有效剂量0.35mSv。

【影像学表现】 左前降支支架内血流通畅，支架近、远端血管未见狭窄。左前降支动脉粥样硬化性改变，近端可见一条状钙化，与支架分界清楚（图6-8）。

【影像评价】 高分辨扫描可明显消除支架通常所遇到的模糊伪影问题，即使在低剂量下支架图像也可满足诊断要求。

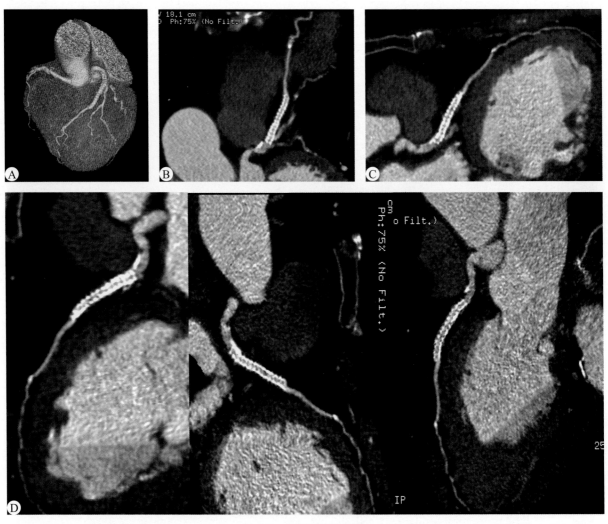

图 6-8　低剂量支架图像

左前降支 VR 图像（A）、左前降支 CPR 图像（B、C）及不同角度左前降支 CPR 图像（D）提示支架血流通畅，无狭窄

五、支架内狭窄

【临床资料】　男性，66 岁，身高 178cm，体重 75kg，体质指数 23.7。间断胸闷、胸痛 12 年。临床诊断：不稳定型心绞痛，高血压 3 级，非胰岛素依赖型糖尿病（2 型糖尿病），高脂血症。1998—2007 年先后置入支架共 6 枚：其中左前降支支架 3 枚，一枚大小不详，两枚已知为 Cypher 2.75mm×33mm，Cypher3.0mm×33mm；回旋支支架 1 枚，大小不详；右冠状动脉支架 2 枚；Cypher 3.0mm×33mm，Cypher 3.5mm×13mm。120kV，550mA，高分辨模式后门控扫描，DLP775.85 mGy-cm，有效剂量 10.85mSv。

【影像学表现】　图像示左前降支支架衔接良好，血流基本通畅，支架远端可疑点状低密度影，支架以远血管充盈良好；右冠状动脉与回旋支支架内见充盈缺损，支架以远血管亦充盈良好，考虑内膜增生及狭窄（图 6-9）。10d 后冠状动脉造影左前降支与右冠状动脉支架内狭窄，回旋支支架内膜增厚。患者拒绝行旁路移植术，5d 后右冠状动脉再置入支架 1 枚，Taxus 3.5mm×20mm；左前降支再置入支架 1 枚，Taxus 2.75mm×12mm。

【影像评价】

1. 本例高分辨扫描图像质量较好，但因支架壁材料较厚，管腔较小，又是长支架，因此腔内病变评估仍受到限制。

2. 支架病变诊断时多角度＋短轴位分析，可减少漏诊。在支架整体显示良好、伪影不明显时，对可疑病变不可放过。本例对左前降支漏诊，对回旋支过诊，对右冠状动脉的诊断正确，可能与右冠状动脉支架较大有关。

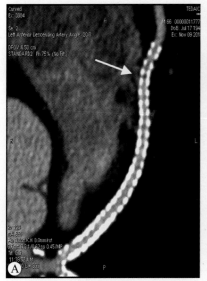 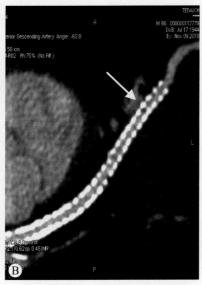 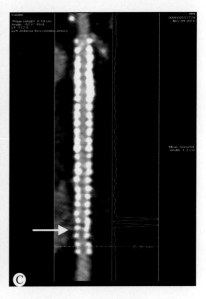

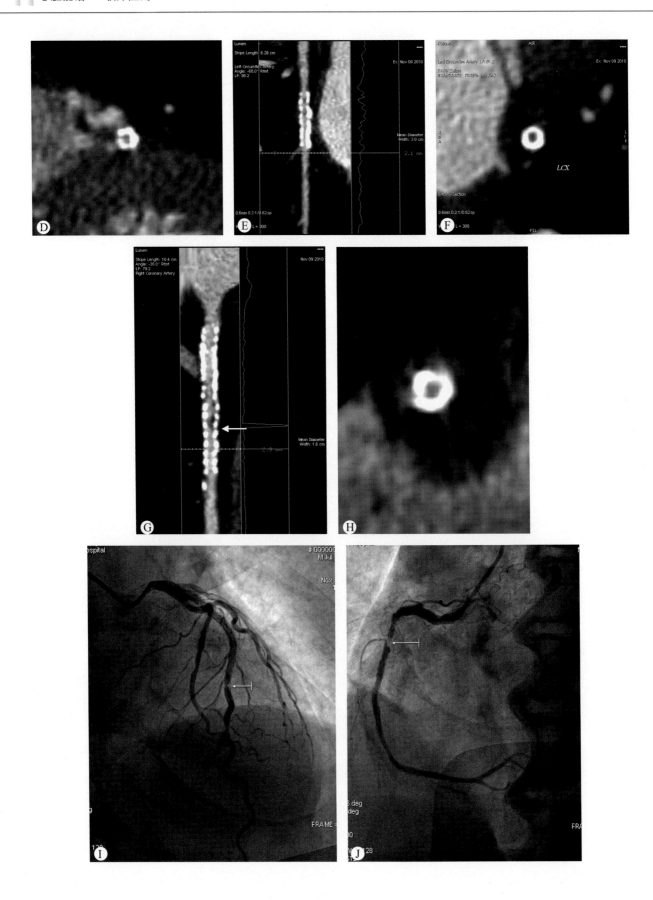

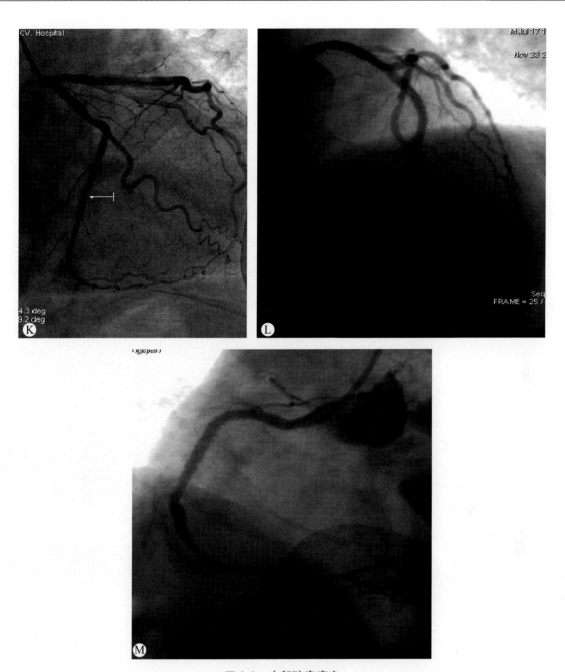

图 6-9　支架狭窄病变

A ～ C. 左前降支多角度曲面重建示支架远段可疑有一点状充盈缺损影（白箭）；D. 左前降支横轴位重建示腔内似有缺损影；E、F. 回旋支支架内可疑点状充盈缺损影；G、H. 右冠状动脉支架内充盈缺损影，提示狭窄病变（白箭）；I. 冠状动脉造影示左前降支支架狭窄 90%；J. 冠状动脉造影示右冠状动脉支架狭窄 90%；K. 冠状动脉造影示回旋支支架内膜增厚，支架腔内未见狭窄；L. 左前降支支架内再置入一枚 Taxus 2.75mm×12mm 支架后；M. 右冠状动脉支架内再置入一枚 Taxus 3.5mm×20mm 支架后

六、支架病变

【临床资料】 男性，58 岁，身高 162cm，体重 76kg，体质指数 29.2。支架置入术后 6 年，近期咳嗽、喉咙痛，紧张时后背不适。6 年前于左室后支、后降支、回旋支分别置入支架：Taxus 2.5mm×24mm，Taxus 2.25mm×24mm，Taxus 2.5mm×24mm。1 年后 CTCA 示 3 个支架均通畅，左前降支局限性轻至中度狭窄。3 年后因间断胸闷半个月入院造影示左前降支 6/7 段狭窄 80%，置入 2 枚支架（Taxus 2.75mm×20mm，Taxus 3.0mm×32mm.）；回旋支、右冠状动脉支架内轻度增生。本次来院 CTCA 复查，扫描条件：120kV，500mA，前门控高分辨扫描，高分辨细节模式重建，DLP274.65 mGy-cm，有效剂量 3.84mSv。

【影像学表现】 图像显示左前降支支架衔接良好，两处支架内膜增生，均有狭窄；第三对角支中度狭窄；后降支支架以远中度狭窄。4d 后因不稳定型心绞痛入院造影：左前降支支架中远段内膜增生，管腔狭窄 40%；回旋支支架轻度内膜增生；后降支支架通畅，以远狭窄 50%；第一对角支开口、第三对角支弥漫狭窄 90%（图 6-10）。

【影像评价】 本例 5 枚支架类型均为 Taxus，左前降支两枚直径 2.75mm、3.0mm 均显示良好，回旋支、后降支及左室后支支架内径 2.5mm 或 2.25mm，内腔显示稍差，通过变更窗位（500～800HU）可能会改善腔内情况的显示，但仍不能确切地识别腔内充盈缺损影。本例小支架（≤ 2.5mm）的评估仍有一定的限度。

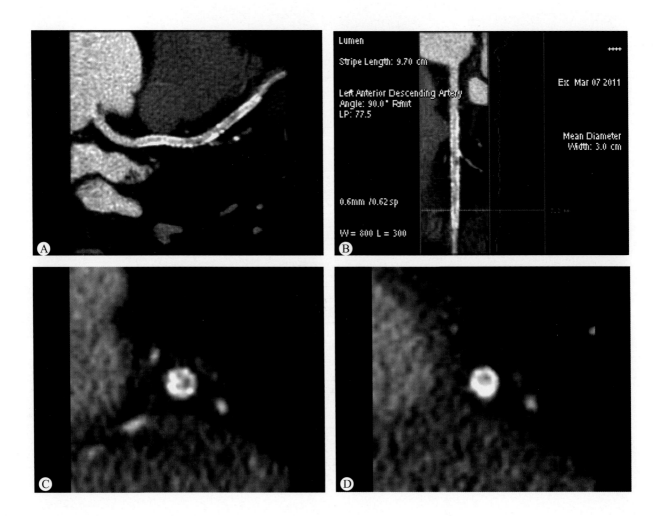

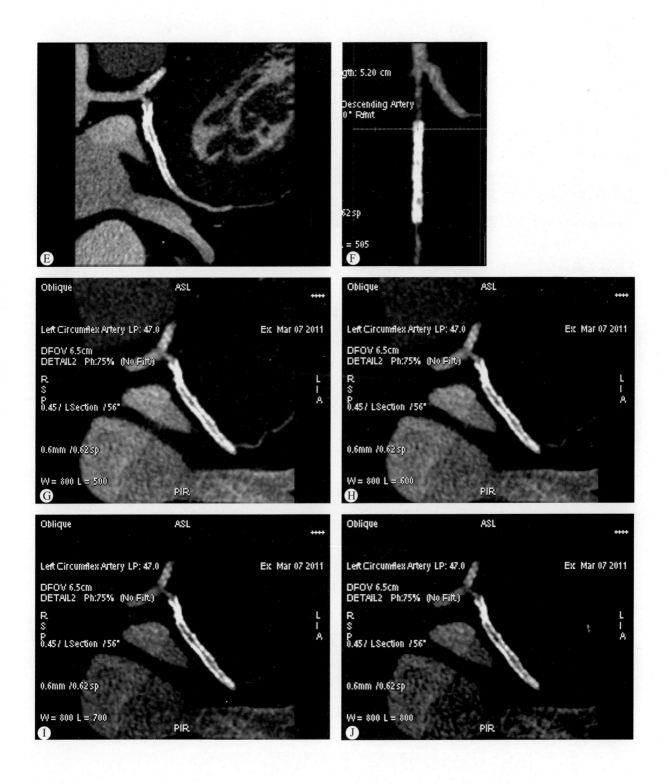

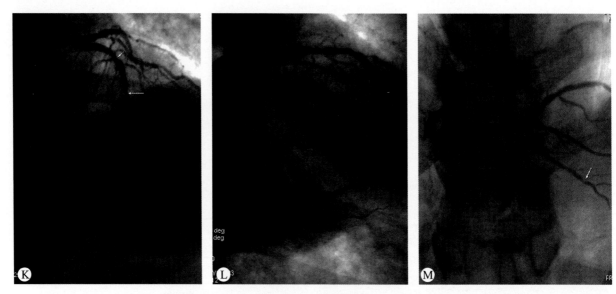

图 6-10　支架病变

A ~ D. 左前降支支架内中、远段见两处充盈缺损影，近端狭窄约 50%，远端狭窄 20%；E. 回旋支支架显示通畅，不除外内膜增生；F. 后降支支架显示通畅，支架远端血管狭窄＞ 70%；G ~ J. 回旋支支架内腔显示随窗位 500HU/600HU/700HU/800HU 的变化；K. 冠状动脉造影左前降支支架内两处内膜增生，狭窄 40%（小箭头）；L. 回旋支支架通畅，轻度内膜增生；M. 后降支支架通畅，下游局限狭窄 60%（小箭头）

七、支架闭塞病变

【临床资料】　女性，49 岁，BMI 23.4。11 个月前因突发胸痛、ST 段抬高，以急性冠状动脉综合征入院后给予 PCI 治疗，回旋支置入支架 1 枚（Taxus 2.5mm×20mm），术后恢复良好。因自行停药 2 个月，以憋气伴晕厥 1d 再次入院。先行冠状动脉 CT，前门控支架高分辨扫描，提示回旋支支架闭塞，后经冠状动脉造影证实，行支架再通术。

【影像学表现】　冠状动脉仍有动脉粥样硬化性改变，左前降支、后降支开口处局限狭窄，回旋支于钝缘支以远见支架影，支架腔内无血流，支架以远管腔局限性闭塞，闭塞以远管腔充盈，血管明显纤细（图 6-11）。血管造影显示支架管腔几乎完全闭塞，近端狭窄累及钝缘支开口，可见少许侧支血管。

【影像评价】　支架高分辨扫描对腔内闭塞性病变显示清楚，诊断可靠、准确。

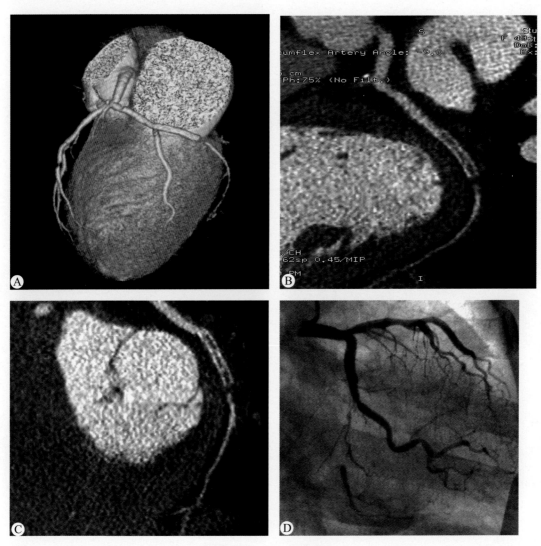

图 6-11　支架闭塞病变

A. 冠状动脉 VR 重建，示回旋支支架以远管腔局限闭塞；B. 回旋支 CPR 重建图像，支架腔内血流消失，支架以远管腔局限闭塞；C. 回旋支 CPR 重建局部放大图像，所见同上；D. 同期冠状动脉造影图像，显示支架几乎完全闭塞，病变累及钝缘支开口，回旋支远端管腔有充盈

八、支架病变进展

【临床资料】　女性，68 岁，身高 167cm，体重 65kg，体质指数 23.3。支架置入术后 1 年，间断胸闷、憋气 9 个月。1 年前左前降支置入支架 1 枚：Cypher 3.0mm×33mm。术后 3 个月时再次出现间断胸闷、憋气，复查 CT 可疑支架内膜增生。因临床症状持续存在，至术后 1 年时又复查 CT。

【影像学检查】　术后 3 个月 CT 扫描条件：120kV，600mA，前门控，重建模式，为高分辨 STANDARD，DLP332.80 mGy-cm，有效剂量 4.66mSv。术后 3 个月图像示：支架内中远段充盈缺损影。术后 1 年 CT 扫描条件：120kV，150 ～ 441mA，后门控，重建模式，为高分辨 DETAIL，DLP730.09 mGy-cm，有效剂量 10.22mSv。图像示：左前降支支架近中段有对比剂充盈，中远段无对比剂充盈，支架上游血管狭窄，下游血管纤细；中间支、回旋支开口狭窄 50% ～ 70%。心尖部室壁瘤形成（图 6-12）。间隔 3d 后的心肌核素显像示：左心室前壁中部及近心尖节段、心尖部呈心肌梗死改变，少量存活心肌；其余左心室心肌存活；静息左心室整体射血分数轻度减低；心尖部室壁瘤形成。间隔 17d 后的冠状动脉造影为左冠状动脉三分叉病变，左前降支支架闭塞。

【影像评价】

1. 本例的临床表现比较典型，支架术后 3 个月 CT 检查时已观察到病变，限于对支架内再狭窄、内膜增生分辨不清，未下肯定的诊断，直至 1 年后复查 CT 病情明显进展时才提示临床，最后造影证实支架闭塞。

2. 当 CT 高分辨扫描模式图像质量清楚时，可作为支架内病变随访手段。

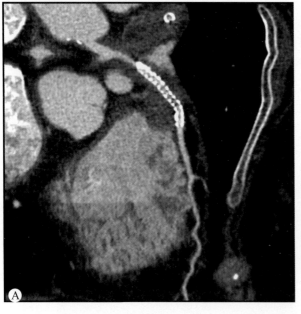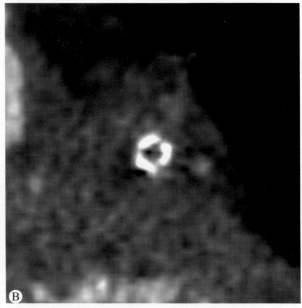

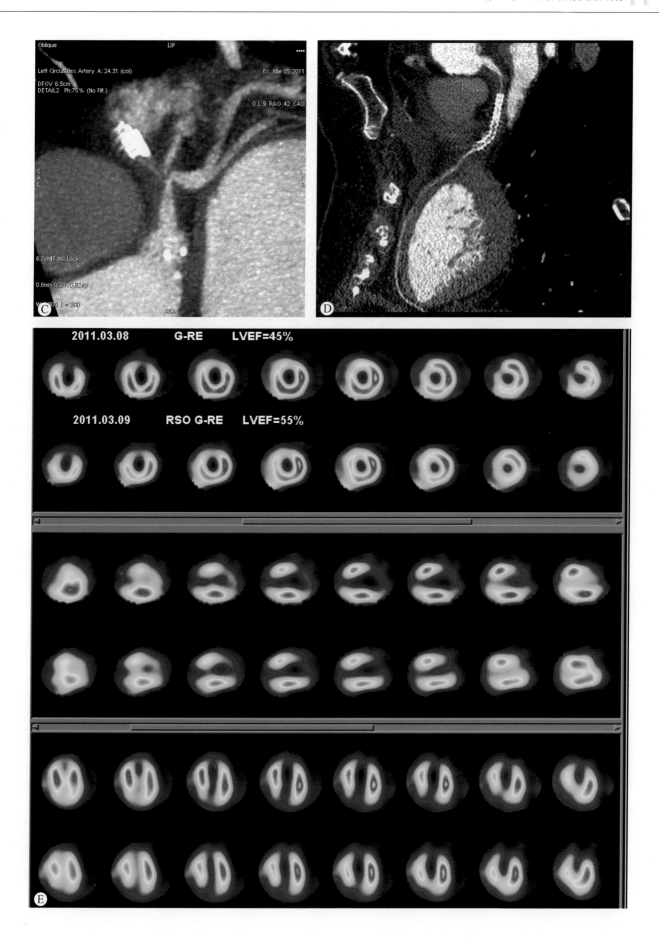

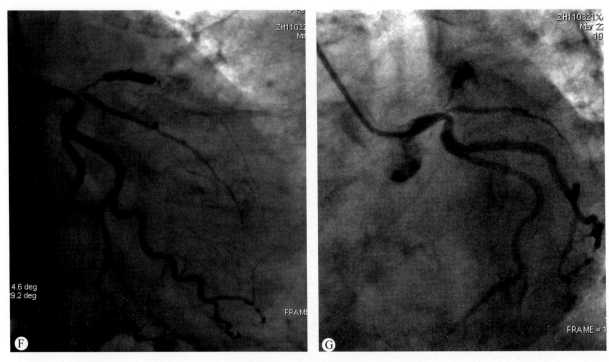

图 6-12　支架病变进展

A、B. 术后 3 个月 CT 左前降支支架内中远段充盈缺损影, 曲面重组图不除外内膜增生 (A), 横轴位支架内充盈缺损,
可疑内膜增生 (B); C、D. 支架术后 1 年 CT, 模拟蜘蛛位显示三叉口处病变 (C), 左前降支曲面重组图 (D) 示
左前降支支架闭塞, 上下游血管亦受累狭窄、纤细; E. 术后 1 年核素心肌灌注显像图示左心室前壁中部及近心尖节段、
心尖部呈心肌梗死改变, 少量存活心肌; F、G. 术后 1 年冠状动脉造影证明三叉口病变, 左主干末端狭窄 70%, 左
前降支支架闭塞, 近端狭窄 90%, 回旋支开口狭窄 70%, 中间支开口狭窄 90%

（张立仁　董　智　应援宁）

第7章 冠状动脉旁路移植血管成像

第一节 基本知识概述

　　冠状动脉旁路移植（搭桥）手术是外科治疗冠心病采用的心肌血运重建术，即使用自体的移植血管在主动脉与病变血管之间建立血流通路，是治疗多支血管病变和左主干病变的经典疗法。目前主要应用自身的左乳内动脉（胸廓内动脉）和大隐静脉作为桥血管。

　　左乳内动脉至左前降支的旁路移植术（即动脉桥血管）是心肌再血管化手术中效果最好、远期通畅率最高的术式，10年开通率在90%以上。左乳内动脉也适应于对角支和回旋支狭窄患者。大隐静脉（即静脉桥血管）对冠状动脉三支血管均可以旁路移植。右冠状动脉旁路移植的位置可以在主干、后降支或左室后支，只要后降支直径够粗，这一部位的术后远期效果好。左前降支的中、远端血管比较表浅、大小比较一致，是常用的旁路移植部位。回旋支多数搭在钝缘支上。静脉桥血管在升主动脉吻合的位置由近到远依次为右冠状动脉桥、左前降支桥和回旋支桥。

　　应用一支桥血管分别与两支或多支冠状动脉进行吻合称为序贯式吻合。常用的序贯方式有从左前降支到对角支、回旋支的钝缘支之间，右冠状动脉的左室后支到后降支之间。

　　动脉桥血管的通畅性要好于静脉桥血管。研究显示，由于静脉桥血管也会发生早期的内膜损伤、中期的内膜增生和晚期的粥样硬化，致使10年时有50%原来通畅的静脉桥血管因粥样硬化而闭塞。

　　旁路移植术后评价移植血管通畅性的无创性影像方法有多种，在检查的便捷可行性、检查费用、诊断准确性、预测预后价值等方面各有优缺点，直接桥血管的导管造影寻找桥血管开口时亦有失败的可能性。近年来64排螺旋CT已经成为评价桥血管可靠的无创性影像手段。

第二节 CT征象及诊断要点

　　1. 一次成像，全面显示桥血管和固有冠状动脉血管，有益于全面评估冠状动脉血流。分析桥血管病变的方法与常规的冠状动脉CT成像相同。当桥血管发生病变时，对固有血管病变的分析尤为重要，可为下一步的介入治疗或再次旁路移植手术提供信息。

　　2. 能谱桥血管扫描，除全面显示桥血管和固有冠状动脉血管外，还能进行斑块分析、提供心肌血流信息。

　　3. 对桥血管，应注意分析血管腔有无闭塞，桥血管两端吻合口有无狭窄，吻合口以远血管的血流状态。

　　4. 由于桥血管较固有的冠状动脉粗大，搏动伪影少，图像质量会优于固有冠状动脉。CT血管成像诊断桥血管狭窄病变的敏感性和特异性具有大于诊断固有冠状动脉病变的能力，对于桥血管闭塞性病变的诊断尤为准确可靠。

　　5. 后门控旁路移植术后复查的图像同时可以计算左心功能参数，但后门控射线剂量偏高，应注意控制扫描范围及心电期相电流调控。

第三节　病例分析

一、能谱扫描评价疗效

【临床资料】　男性，59岁，身高172cm，体重80kg，10年前因心肌梗死行冠状动脉旁路移植手术，现因阵发性胸闷、气短复查，超声已发现有室壁瘤。能谱扫描，对比剂70ml，盐水25ml，注射速率4.5ml/s。

【影像学表现】　主动脉前壁至左前降支见一支桥血管（图7-1A），桥血管与左前降支的一个小分支吻合，吻合口很小。原左前降支多发钙化灶，单能65keV及碘基图像近中段显示一节段性重度狭窄几乎闭塞的病变（图7-1B），回旋支钙化，无管腔狭窄（图7-1C），右冠状动脉无管腔狭窄（图7-1D）。相对心肌血流灌注图像见前壁至心尖部大面积缺血-梗死灶及心尖部室壁瘤，前壁及心尖部心内膜下梗死灶呈脂性成分（图7-1E），单能量碘基图显示梗死区能谱曲线类似脂质，梗死心肌与相对灌注良好心肌交界处心肌灌注减低。

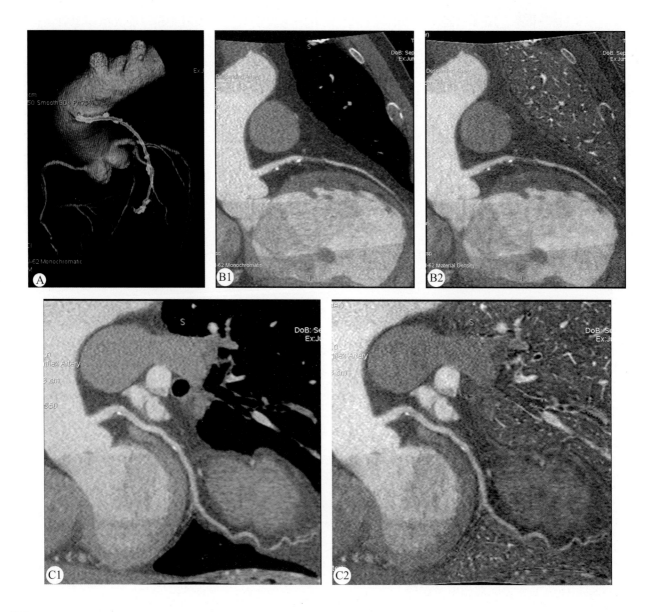

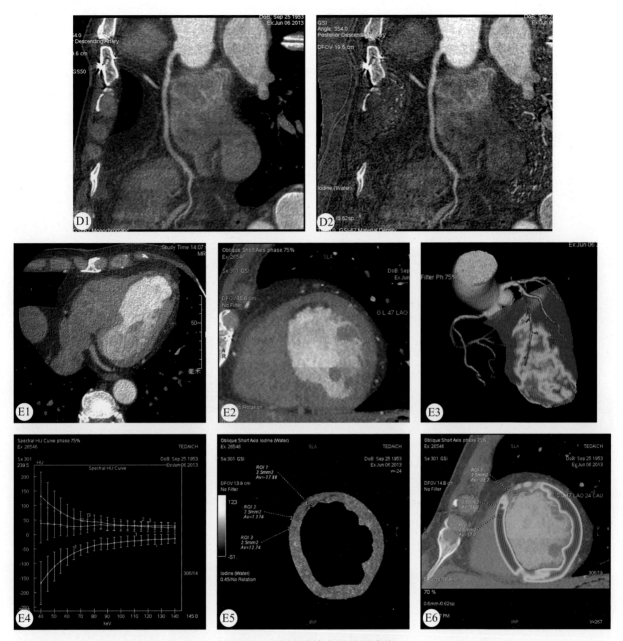

图 7-1 旁路移植术后能谱成像

主动脉前壁左前降支分支桥血管（A），单能量 65keV 图像（B1）、碘基图像（B2）左前降支重度狭窄几乎闭塞性病变；回旋支（C1、C2），右冠状动脉（D1、D2）单能量与碘基图像未发现明显病变；左心室前壁 - 心尖部长轴（E1）、短轴（E2）心内膜下梗死灶，大面积灌注缺损（E3），能谱曲线分析（E4）、短轴（E5、E6）CT 值分析，前壁梗死区呈现脂质成分，与间隔壁交界处显示心肌缺血

二、桥血管通畅

【临床资料】 男性，55 岁，3 年前活动后心前区疼痛半年，加重 1 周，入院后血管造影显示冠状动脉狭窄，行冠状动脉旁路移植手术，左乳内动脉吻合于左前降支，大隐静脉桥吻合于回旋支、右冠状动脉 3 段和中间支。

【影像学表现】 左乳内动脉至左前降支，主动脉侧壁至回旋支、右冠状动脉 3 段及主动脉侧壁至回旋支桥血管近段至中间支桥血管通畅，吻合口均无狭窄（图 7-2）。

【影像评价】 容积重建图像清楚显示桥血管走行及桥血管、吻合口与心脏的空间位置关系，曲面重建较好显示桥血管管腔内造影剂充盈情况。

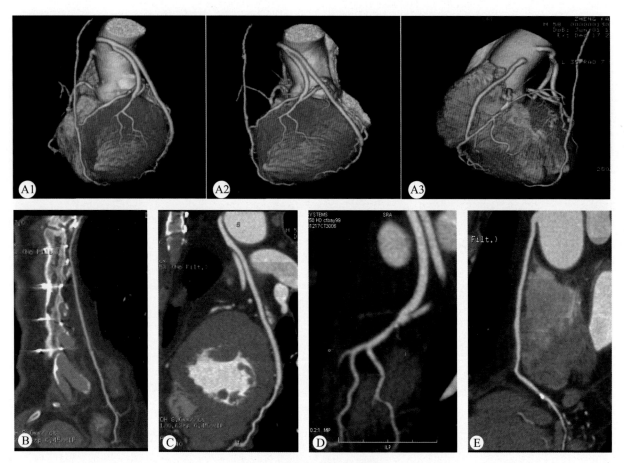

图 7-2 多支桥血管血流通畅

桥血管 VR 像（A1）与 MPR 图像（B）显示左乳内动脉与左前降支吻合通畅；主动脉右前壁静脉桥血管序贯吻合，一支吻合至中间支（A2），一支吻合至回旋支远端（A3），MPR 图像中间支吻合口通畅（D），MPR 图像回旋支吻合口通畅（C）；桥血管 VR 像（A3）与 MPR 图像（E）显示主动脉右前壁下方另一支静脉桥血管与右冠状动脉吻合口通畅

三、桥血管狭窄及闭塞

【临床资料】　男性，59 岁，间断性活动量增大后胸闷不适 1 年半，冠状动脉 CT 发现三支病变，临床诊为冠心病，劳力性心绞痛。旁路移植术后（三支大隐静脉桥、一支乳内动脉桥）6 个月复查 CT。

【影像学表现】　乳内动脉桥血管无显示，提示闭塞。3 支静脉桥血管：主动脉侧壁至对角支、主动脉侧壁至钝缘支、主动脉侧壁至后降支均显示，吻合口无狭窄。主动脉侧壁至后降支桥血管近端管腔局部中至重度狭窄（图 7-3）。

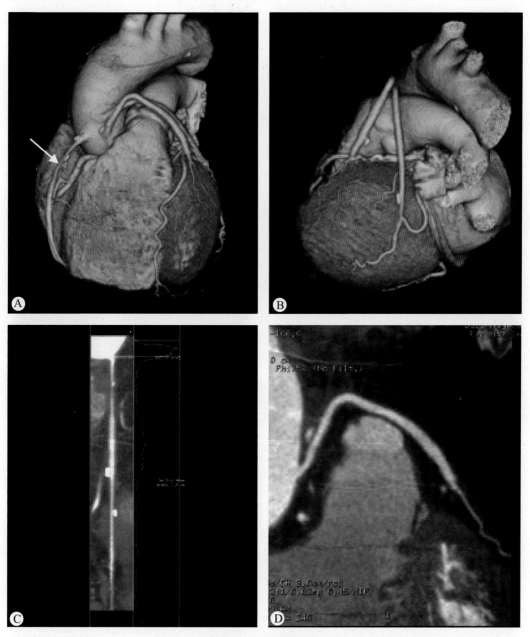

图 7-3　桥血管狭窄

VR 图（A）、CPR 图（C）示主动脉侧壁至后降支桥血管近段局限性重度狭窄（箭头），吻合口无狭窄；主动脉侧壁至对角支、主动脉侧壁至钝缘支桥血管通畅、吻合口无狭窄（B、D）

四、桥血管闭塞、血管造影证实

【临床资料】 女性，61 岁，BMI26.6，旁路移植术后 3 年，4 支桥血管：左乳内动脉至左前降支、主动脉侧壁至钝缘支、主动脉侧壁至右冠状动脉及主动脉侧壁至对角支。近期因再发胸闷、憋气症状入院复查。先行冠状动脉 CT，同期有冠状动脉造影。后门控扫描，120kV，500mA，DLP 989.42mGy-cm，有效剂量 13.8mSv。

【影像学表现】 左乳内动脉至左前降支、主动脉侧壁至钝缘支的桥血管通畅，而主动脉侧壁至右冠状动脉桥血管及对角支桥血管闭塞（图 7-4）。冠状动脉血管多发的病变，如主干的轻度狭窄、右冠状动脉近端的闭塞、左前降支的重度狭窄、回旋支的弥漫狭窄，CT 征象与血管造影所见一致。后门控扫描，多期像左心功能分析，左心室中部前间壁、下壁、下侧壁及心尖部运动减弱，左心室 EF 49.2%，每搏量 5228.9ml/min。

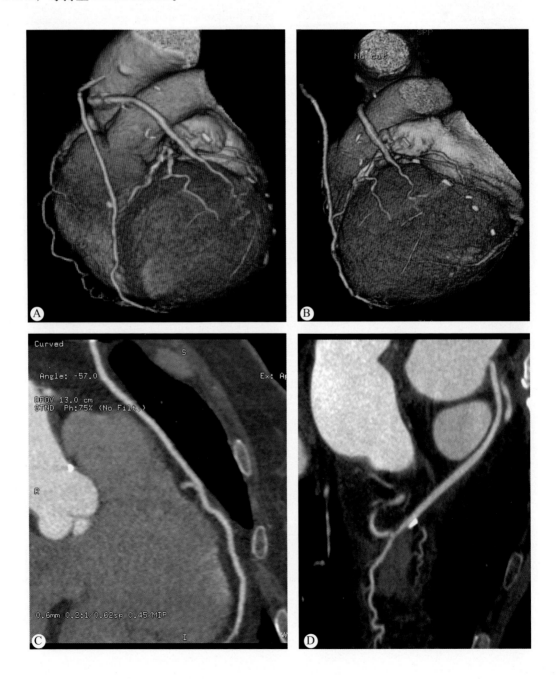

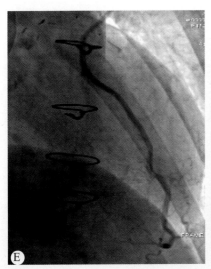
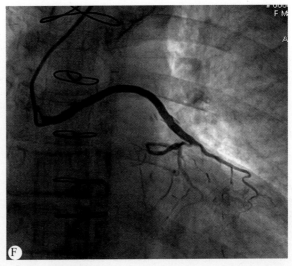

图 7-4　桥血管闭塞

主动脉右侧壁见乳头状残缺影，为主动脉侧壁至右冠状动脉桥血管及对角支桥血管闭塞残端（A），桥血管走行中的银夹可见；容积重建图像（B）、曲面重组图像（C、D）示左乳内动脉至左前降支、主动脉侧壁至钝缘支桥血管通畅，吻合口无狭窄；桥血管造影示左乳内动脉至左前降支桥血管通畅、吻合口无狭窄（E），主动脉侧壁至钝缘支桥血管通畅、吻合口无狭窄（F）

五、桥血管支架术后复查

【临床资料】 男性，56 岁。冠状动脉旁路移植后，CTCA 检查发现主动脉侧壁至左室后支桥血管近段局限性中度左右狭窄、桥血管远段局限性重度狭窄，后行桥血管支架术，术后 1 年再次复查 CTCA。

【影像学表现】 主动脉侧壁至左室后支桥血管近段及桥血管远段分别见支架，支架管腔通畅。左乳内动脉至左前降支桥血管仍通畅，吻合口无狭窄（图 7-5）。

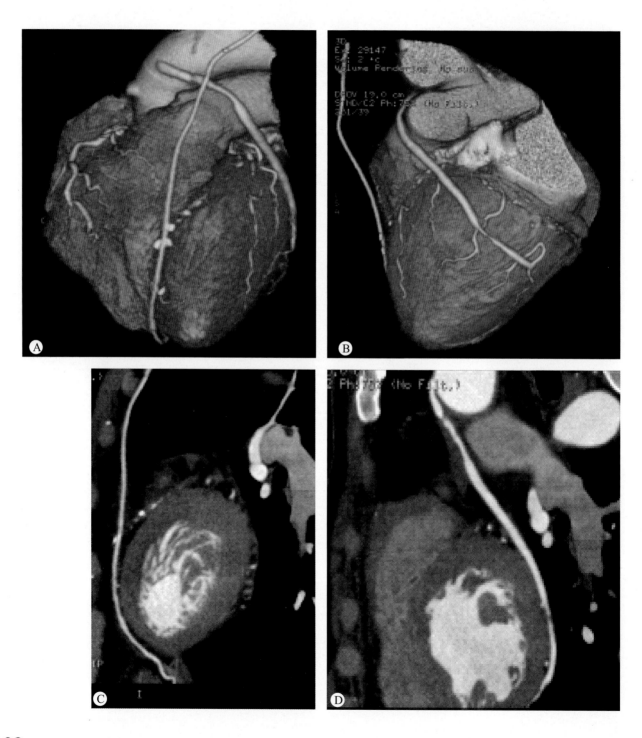

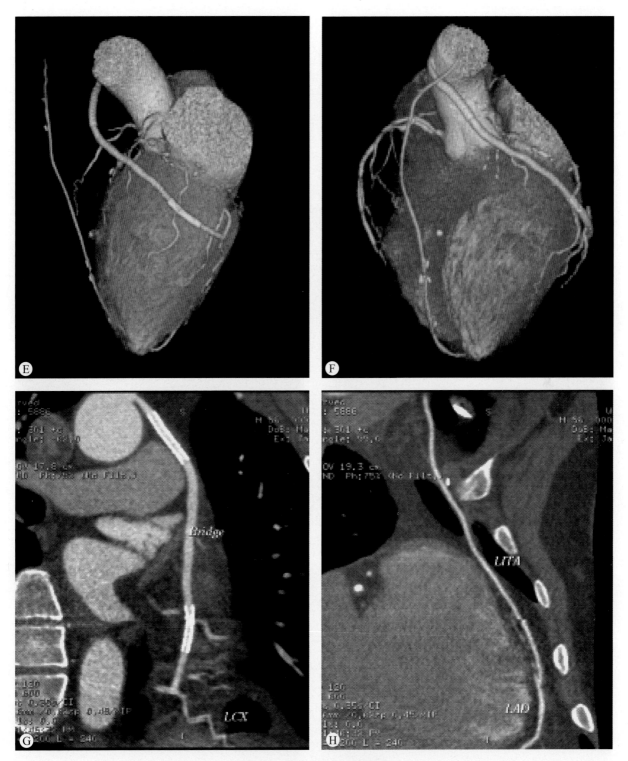

图 7-5 桥血管支架术后复查

术前显示主动脉右侧壁有一乳头状闭塞桥血管残端。左乳内动脉至左前降支桥血管仍通畅，吻合口无狭窄（A、C）；
主动脉侧壁至左室后支桥血管近段局限性中度左右狭窄，桥血管远段局限性重度狭窄（B、D）；主动脉侧壁至左室
后支桥血管支架术后，桥血管近段及桥血管远段分别见支架，支架管腔通畅（E、G）；左乳内动脉至左前降支桥血
管仍通畅，吻合口无狭窄（F、H）

六、桥血管长段闭塞

【临床资料】 男性，53 岁，11 年前活动时出现咽部发紧，有后背、左臂内侧放射痛，血管造影示冠状动脉三支病变，行冠状动脉旁路移植手术。2 年前症状再发，近 1 周上述症状加重，先行 CTCA 检查，后行血管造影及介入治疗（右冠状动脉、回旋支分别放置 1 枚支架）。

【影像学表现】 CTCA 示左乳内动脉至左前降支桥血管通畅，吻合口无狭窄。主动脉侧壁近端桥血管残留，呈乳头状对比剂充盈，至回旋支的长段桥血管完全性闭塞（图 7-6）。冠状动脉造影见左乳内动脉至左前降支桥血管通畅，吻合口无狭窄。右冠状动脉、回旋支重度狭窄病变。

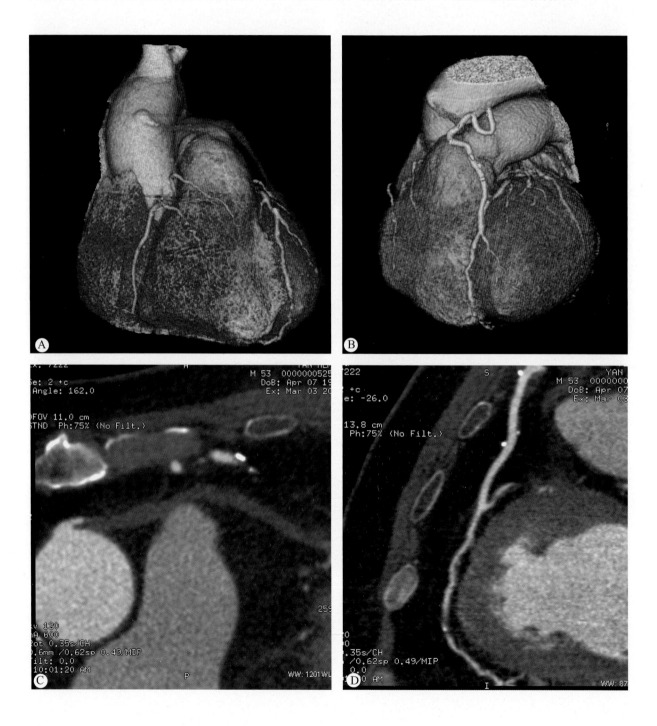

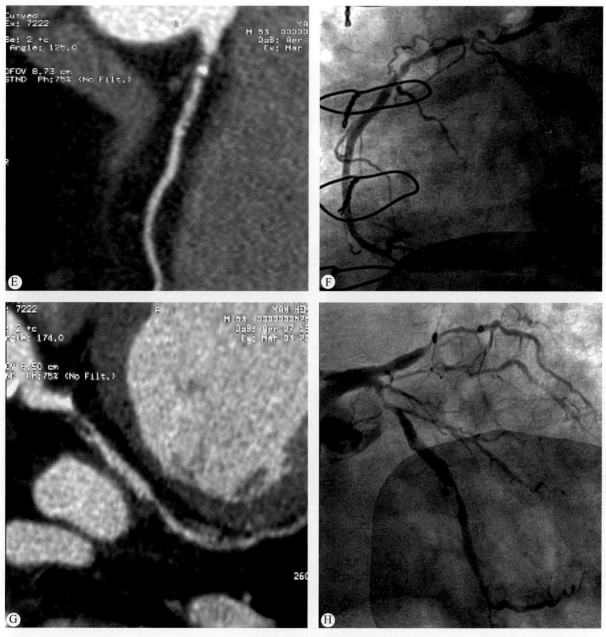

图 7-6　桥血管闭塞

VR 图像（A）主动脉侧壁见残存的桥血管，调节阈值可见桥血管与回旋支相接，腔内已无血流（C），左乳内动脉至左前降支桥血管通畅，吻合口无狭窄（B、D）；CT 曲面重建（E）与血管造影（F）均显示右冠状动脉 1 段局限性重度狭窄，回旋支 11 段、13 段两处局限性重度狭窄（G、H）

七、急性心肌梗死旁路移植术后

【临床资料】 男性，52 岁，以持续胸痛 4h、晕厥 1 次就诊，诊为急性前壁心肌梗死收入院。床边 X 线片，提示左心功能不全。经积极治疗后，查胸部 CT，见两肺多发斑片状阴影，心影增大，双侧胸腔积液，符合急性梗死后综合征。治疗好转后冠状动脉造影证实为左主干及左前降支、回旋支病变，遂行旁路移植术。半年后冠状动脉 CT 复查，并行冠状动脉造影。冠状动脉后门控扫描，有效剂量 11.1mSv。

【影像学表现】 主动脉 - 对角支、主动脉 - 回旋支桥血管均通畅，吻合口无狭窄。选择性桥血管造影亦证实桥血管吻合口无狭窄，血流良好（图 7-7）。

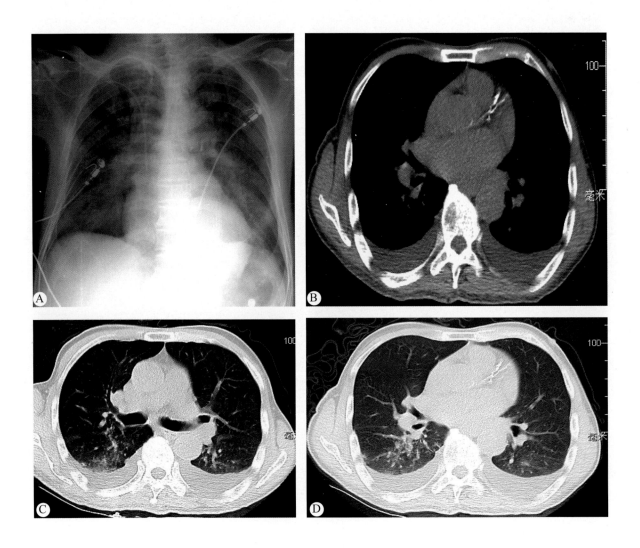

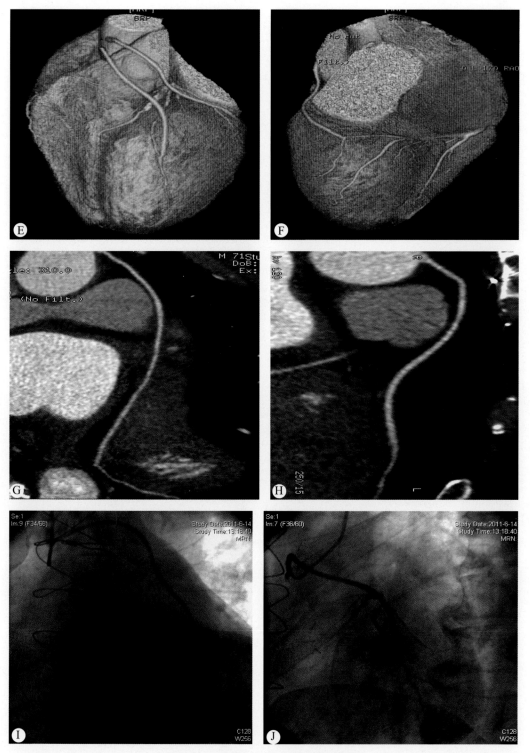

图 7-7　急性心肌梗死旁路移植术后

A. 术前床边 X 线平片，显示左心功能不全及两肺渗出性阴影；B. 胸 CT 纵隔窗显示双侧胸腔积液，冠状动脉钙化；C、D. 胸 CT 肺窗显示肺纹理模糊，两肺野淡薄渗出阴影，双侧胸腔积液，符合急性心肌梗死后综合征；E、F. 桥血管 VR 图像示对角支桥血管（E）、回旋支桥血管（F）；G、H. MPR 图像示回旋支桥血管吻合口无狭窄（G）、对角支桥血管吻合口无狭窄（H）；I. 选择性回旋支桥血管造影（I）显示血流通畅；J. 选择性对角支桥血管造影显示血流通畅

（张立仁　吴学胜）

第 8 章　冠心病心肌病变成像

第一节　基本知识概述

冠状动脉血管病变引起管腔内血流急剧减少或中断，导致心肌缺血。缺血发展到一定程度，心肌发生凝固性坏死，继之炎症反应，其后肉芽组织机化坏死，瘢痕形成，则造成心肌梗死。一般来说，梗塞血管与血流灌注区域相对应，如左前降支梗塞，左心室前壁及室间隔前2/3部分的心肌梗死；右冠状动脉梗塞，左心室后侧壁及室间隔后1/3部分的心肌梗死；回旋支造成左心室侧壁心肌梗死，其中左前降支的梗塞最为常见。

梗塞相关血管的持续阻塞又没有侧支血管形成时，尤其是大面积透壁心肌梗死时，梗死区扩展导致心室腔不同程度的扩张。心肌梗死愈合时，梗死区心肌逐渐失去收缩功能，被瘢痕组织代替，心脏收缩时薄层的瘢痕向外膨出，久而久之则会形成室壁瘤。

心肌梗死愈合的心肌肌壁厚度可以正常也可变薄，随着时间的增加，瘢痕组织或可被脂肪替代，其分布与冠状动脉支配的区域一致，常分布在心内膜下。

冠状动脉CT成像对梗死心肌变薄、瘢痕脂肪替代、室壁瘤、计算左心功能等参数均有很好的诊断价值，与常用的影像手段如超声、磁共振、核素等相关性很好。后门控一次性冠状动脉CT扫描同时获得冠状动脉血管图像、心肌血流图像、左心室功能图像的优势是其他影像学检查不可比拟的。

第二节　CT 征象及诊断要点

1. 能谱成像的最佳单能量碘基图像可以明确显示各个心肌节段的CT值、碘含量及物质曲线。将低密度区域的这些参数与相对正常心肌区域的参数比较，可明确为灌注减低或灌注缺损。如图8-1，左心室侧壁与前壁的两条曲线斜率同向，但是幅度不同，可以判定为对角支供血的前侧壁心肌缺血。

2. 轴位图像和多平面重建图像均可以在长轴、短轴上显示左心室心腔的大小，按左心室17个节段（工作站可以自动生成"牛眼图"）分别观察各段肌壁的厚度，慢性心肌缺血者肌壁厚度会变薄。同时还可以观察有无室壁瘤，室壁瘤累及的节段，瘤腔内有无附壁血栓及钙化。对肉眼观察到梗死区域肌壁心内膜下的环形或斑片样低密度灶，观测CT值结果，根据临床病史可以诊断为陈旧性心肌梗死后瘢痕的脂肪替代（如图8-2）。

3. 以电影方式放映后门控多期相（以5%的间隔）重建出的20幅图像，观察左心室运动功能，计算左心室功能的有关指标，如EF（射血分数）、ESV（收缩末期容积）、DSV（舒张末期容积）、SV（每搏量）、CO（心排血量）等。室壁运动的判定分为四级，运动正常、运动减低、运动消失、矛盾运动。观察室壁运动，确定有无室壁瘤及室壁瘤与左心腔大小的比例关系。一般来说若出现矛盾运动则为解剖性室壁瘤，而运动减低、运动消失则多为功能性室壁瘤（如图8-3，图8-4）。

第三节　病例分析

一、能谱扫描显示支架及心肌血流

【临床资料】　男性，61 岁，体重 80kg，身高 172cm，体质指数 27.2。2 年前行支架置入术，术后血压、血脂、血糖均控制在正常值内，因"间断胸闷伴气短 1 月余"复查冠状动脉 CT。冠状动脉前门控能谱扫描，等渗对比剂 270mgI/ml 65ml，140kV，600mA，168 幅图像，CTDIvol 10.06mGy，DLP105.65mGy-cm，有效剂量 1.47mSv。

【影像学表现】　左前降支支架血流通畅，对角支支架内狭窄病变延伸至支架衔接处，支架短轴不同切面分析，见腔内局部有充盈缺损，重度狭窄（图 8-1A～G）。上述所见随后经冠状动脉造影证实（图 8-1E、F）。能谱心肌相对灌注彩色编码图像显示前侧壁血流减低（图 8-1 H），其血流曲线与正常心肌血流曲线斜率一致，但幅度降低，提示血流减少。

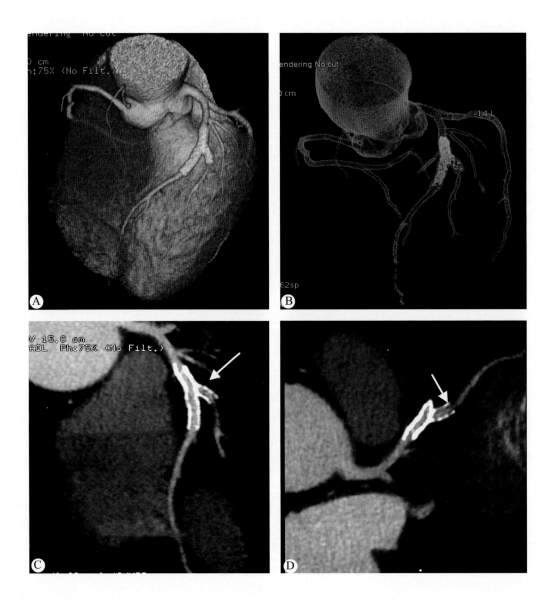

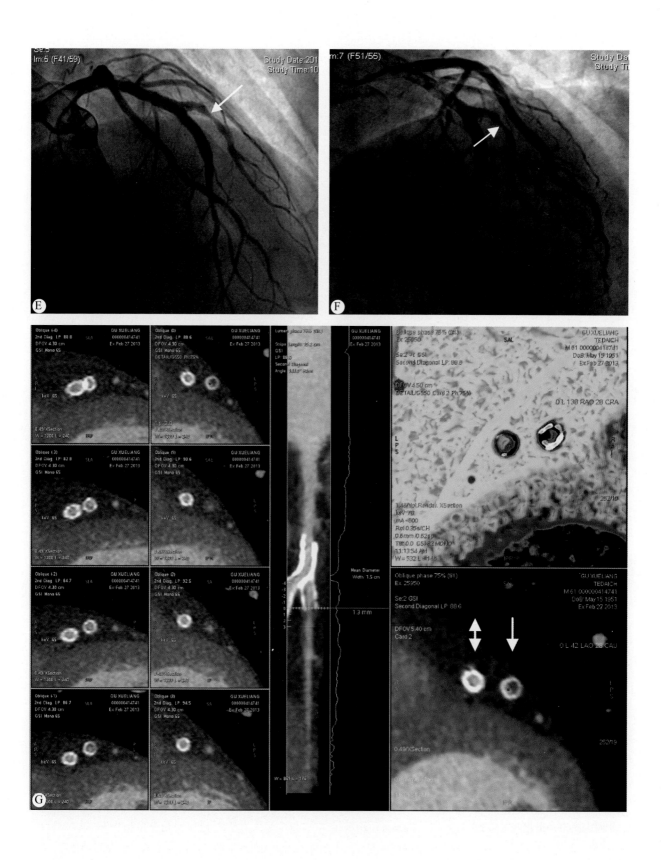

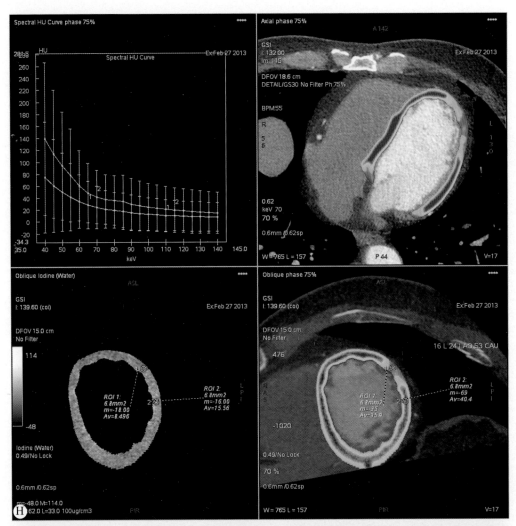

图 8-1　能谱扫描显示支架及心肌血流

A. 左前降支 - 对角支分叉支架 VR 图像；B. 对角支支架充盈不全 VR 透明图像；C. 对角支支架内狭窄 CPR 图像（白箭）；D. 支架腔内狭窄及衔接处狭窄 CPR 图像（白箭）；E、F. 同期冠状动脉造影显示左前降支支架血流尚通畅，对角支支架腔内狭窄及衔接处狭窄（箭头）；G. 支架垂直短轴断面（G），双向箭头为左前降支，对角支腔内局部缺损（白箭）；H. 能谱心肌血流分析，右上方图像黄色为侧壁血流曲线，蓝色为对角支供血区域血流曲线；I.CT 扫描剂量截图

二、支架术后，心肌与心功能分析

【临床资料】　男性，52 岁，因"院外支架术后 2 年半复查"行冠状动脉 CT 检查。后门控（高分辨模式）扫描，120kV，550mA，有效剂量 11.5mSv。常规冠状动脉重建后，经 0% ~ 95% 间隔 5% 多期相重建，电影模式观察室壁运动，计算左心功能参数，分析心肌相对血流灌注。

【影像学表现】

1. 与增大的心脏相比，冠状动脉相对纤细。左前降支见支架影，支架钢丝与管壁钙化可以分辨，支架腔内对比剂充盈尚好，心尖部心肌低密度影（图 8-2A、B），回旋支、右冠状动脉未见狭窄（图 8-2C、D）。

2. 左心室增大，心尖部局限性膨突，呈矛盾运动，广泛心尖部室壁瘤形成（图 8-2E、F）；肌壁明显变薄，可见线样低密度影（图 8-2G ~ L）。行心肌血流灌注（单期）分析：心尖部（累及下壁，间隔壁及侧壁）血流灌注明显减低及消失（图 8-2M）。心功能分析：LVEF50.5%。

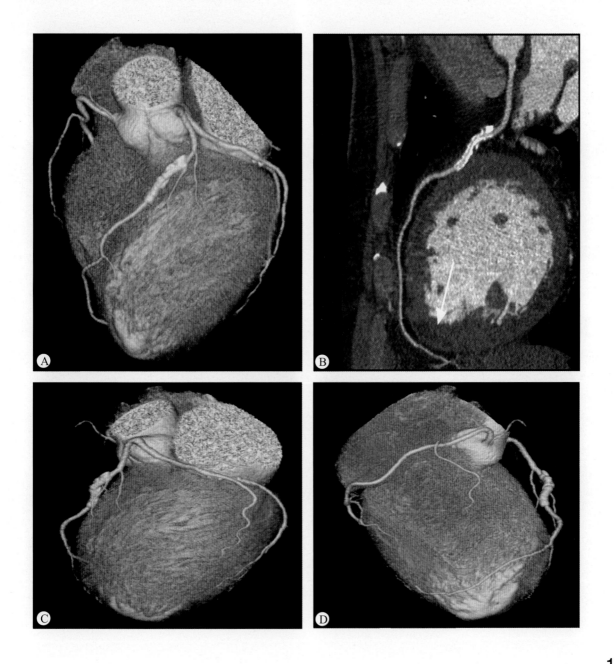

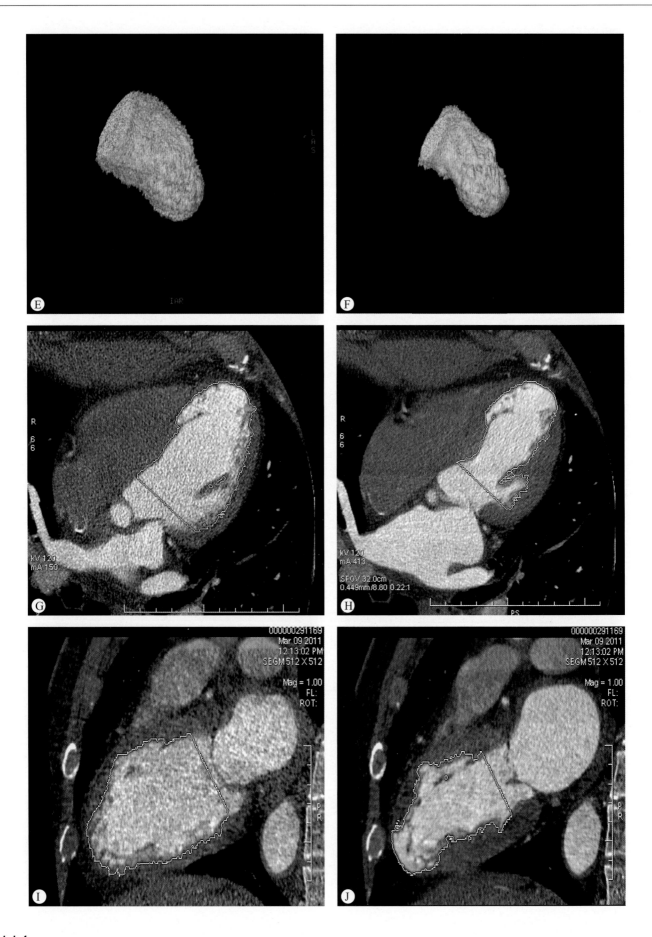

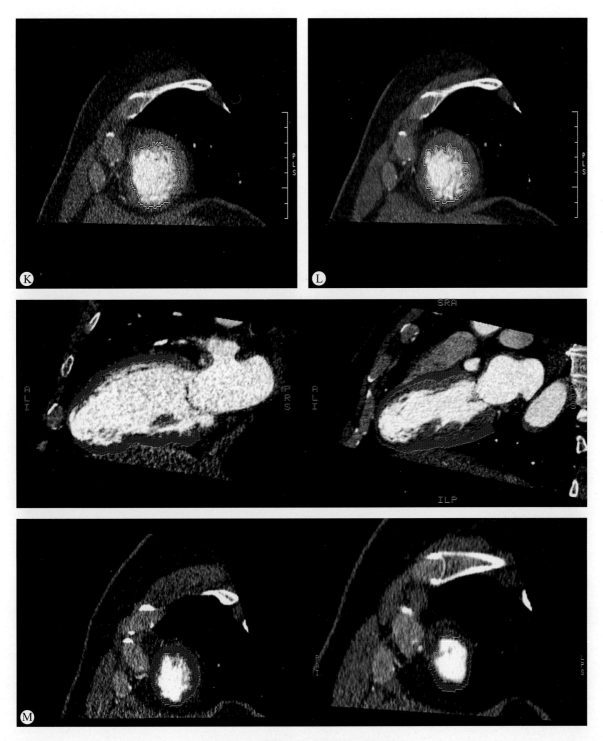

图 8-2　支架术后心肌与心功能分析

A. 左前降支支架 VR 像，支架近、远端血管充盈尚好；B. 左室心尖部低密度（白箭）；C. 回旋支 VR 像未见狭窄；D. 右冠状动脉 VR 像未见狭窄；E～L. 左室舒张期 VR 像（E）、左心室收缩期 VR 像（F）左室增大，运动减低，心尖部室壁瘤。左室垂直长轴舒张期 MIP 像（G）、左室垂直长轴收缩期 MIP 像（H）、左室水平长轴舒张期 MIP 像（I）、左室水平长轴收缩期 MIP 像（J）、左室心尖部短轴舒张期 MIP 像（K）、左室心尖部短轴收缩期 MIP 像（L）均示肌壁明显变薄及低密度影；M. 水平长轴舒张期、收缩期心肌灌注像，心尖部短轴舒张期、收缩期心肌灌注像（M）显示心尖部血流明显减低，几乎消失

三、旁路移植术后心功能分析，与超声、核素显像对照

【临床资料】 男性，45 岁，主因"间断胸闷、憋气 10 个月"入院，3 年前行旁路移植术及心尖部室壁瘤折叠术。冠状动脉 CT 后门控采集，扫描范围从主动脉弓上至膈肌水平。

【影像学表现】

1. 冠状动脉弥漫粥样硬化斑，三支病变，冠状动脉旁路移植术后。左前降支、回旋支、中间支闭塞性病变，右冠状动脉狭窄病变。左乳内动脉 - 对角支吻合口轻度狭窄（图 8-3A），以远管腔局限轻至中度狭窄，主动脉 - 回旋支、主动脉 - 左室后支桥血管通畅（图 8-3B），吻合口无狭窄。

2. 左心室增大，左室前侧壁室壁瘤，心尖部局限小室壁瘤。

3. 经 0% ~ 95% 间隔 5% 多期相重建，进行心功能分析：ES 356 ml，ED 458ml，SV 102ml，LVEF22.3%，电影模式观察见前壁、前侧壁、前间壁及下壁室壁变薄，形态略显膨隆，运动明显减弱及消失，心尖部局限性膨出，呈反向运动（图 8-3C ~ F）。

4. 同期核素心血池及静息门控显像：LVEF22%，左心室整体收缩、舒张功能重度受损，心尖部室壁瘤形成；心尖下壁、后基底段血流灌注减低，部分心肌存活；心尖部、前间壁血流减低更明显。同期心脏超声：LVEF 38%，左室心尖部稍膨隆，室间隔中下段、前壁中下段及下壁、侧壁心尖部运动低。

【影像评价】

1.CT 在分析评价冠状动脉管腔病变、支架及旁路移植血管的同时，立体、直观地观察左心室形态及心室壁的运动情况和心肌厚度，同时可测量左心室容积和射血分数。

2.CT 左心室心功能测量结果与核素及超声相近，肌壁血流灌注情况与核素相近。CT 采集心动周期内多相位的三维体积数据，通过多层面重建，能以三维方式动态电影观察，理论上应是可靠的左心功能评价手段。

3.同时可以显示冠状动脉、桥血管、左心功能的后门控扫描，有效剂量仍较大，临床上应注意选择好适应证。

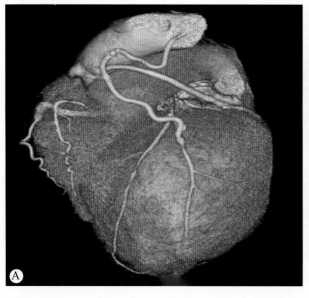
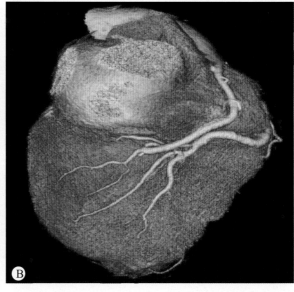

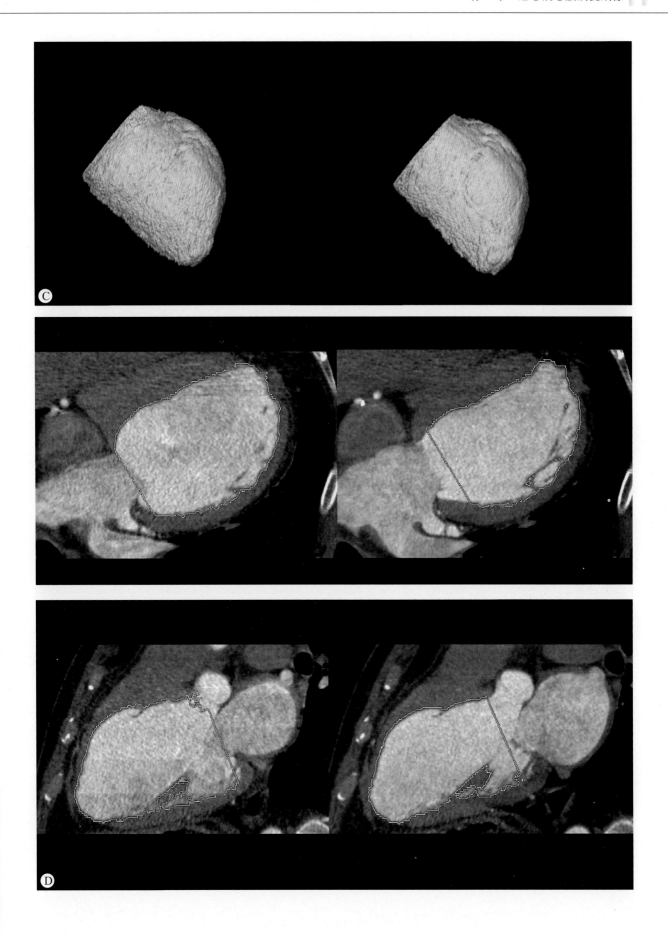

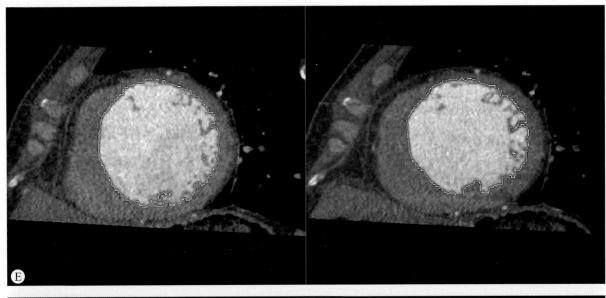

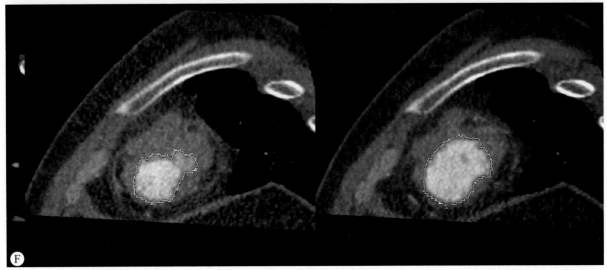

图 8-3 旁路移植术后心功能分析

A.VR 像示左乳内动脉 - 对角支吻合口轻度狭窄；B.VR 像示主动脉 - 左室后支桥血管通畅；C ～ E. 左室舒张期、收缩期 VR 像（C），左室垂直长轴舒张期、收缩期 MIP 像，水平长轴舒张期、收缩期 MIP 像（D），左室中部短轴舒张期、收缩期 MIP 像，心尖部短轴舒张期、收缩期 MIP 像（E、F），显示左心室增大，心功能明显降低，前壁、前侧壁、前间壁及下壁室壁变薄，形态略显膨隆，运动明显减弱及消失，心尖部局限性膨出，呈反向运动，室壁瘤形成

四、重度三支病变、广泛陈旧心肌梗死、左心功能不全

【临床资料】　男性，63 岁，身高 173cm，体重 73kg，体质指数 24.7。因 1 个月前无明显诱因突然发作胸骨后疼痛，疼痛呈压迫样感，并向后背部放射，持续不缓解，行冠状动脉 CT 检查。

【影像学表现】　冠心病，重度三支病变（图 8-4），左前降支弥漫性狭窄，远端几乎消失，回旋支狭窄及闭塞，右冠状动脉弥漫钙化、狭窄及闭塞（图 8-4A ～ H）。广泛陈旧心肌梗死，左心室增大，左心室中部前壁及下壁、心尖部肌壁变薄，运动减弱及消失，（图 8-4I ～ K），估计其体积占左心室 1/2 ～ 2/3，估算左心室射血分数约 26.6%（图 8-4L）。患者同期超声 EF 32%，核素EF 29%，（图 8-4M）。

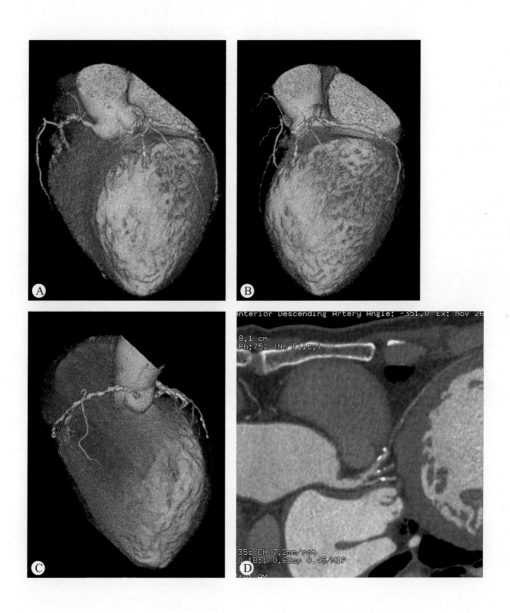

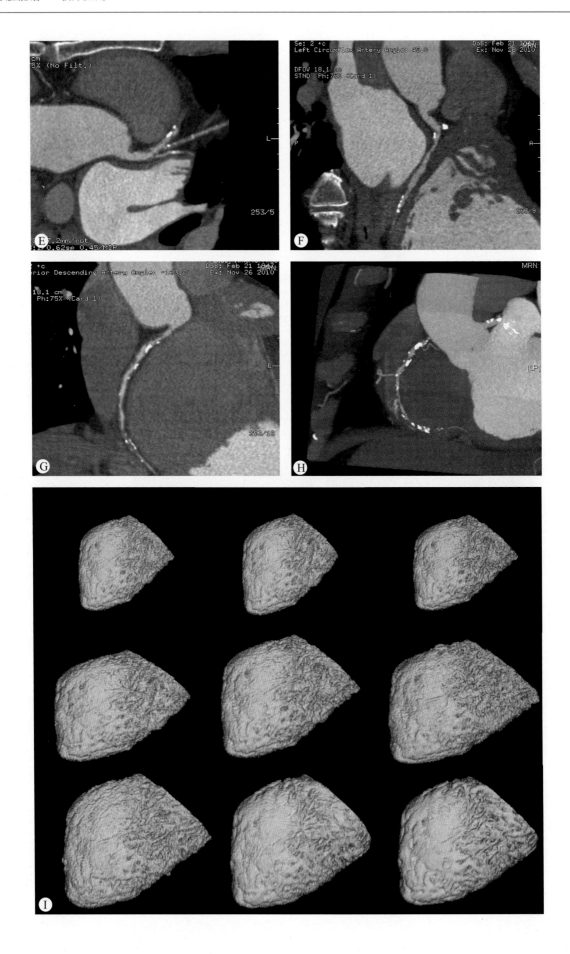

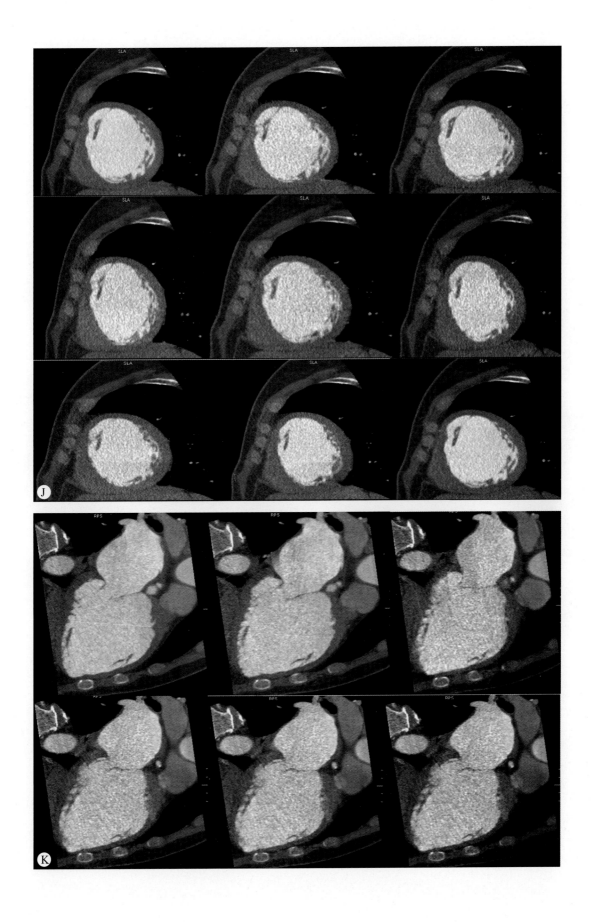

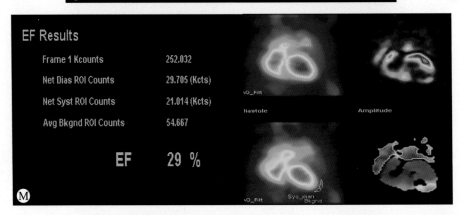

图 8-4　重度三支病变、广泛陈旧心肌梗死、左心功能不全

A～D. 左前降支 VR 像（A）、回旋支 VR 像（B）、右冠状动脉 VR 像（C）提示三支血管均为重度狭窄 - 闭塞病变，左前降支 CPR 像管腔钙化及弥漫狭窄，远端几乎消失（D）；E. 对角支 CPR 像示管腔钙化及狭窄；F. 回旋支 CPR 像示管腔钙化、狭窄、闭塞；G、H. 右冠状动脉 MPR 图像示弥漫钙化、狭窄及局部闭塞病变；I. 收缩期至舒张期左心室容积 VR 变化；J. 左心室中部短轴收缩期至舒张期心肌运动减弱及消失；K. 左心室长轴收缩期至舒张期心肌运动减弱及消失；L、M.CT 测量左心室功能数据（L）EF 为 26.6%，与核素测量左心室功能数据（M）基本一致

（张立仁　徐冬生）

第9章　胸痛三联症

第一节　基本知识概述

胸痛三联症包括急性冠状动脉事件、急性肺动脉血栓栓塞（简称肺栓塞）和急性主动脉事件，其中急性主动脉事件又包括了主动脉夹层、壁内血肿、穿通性溃疡等病理改变。胸痛三联症中，三者都有急性胸痛，虽然不同的疾病会有相应的心电图异常和血清酶学等改变，但因临床治疗方法不同，快速地对急性胸痛作出准确诊断，简化鉴别诊断，对临床具有实际意义。胸痛三联症的筛查，加快了诊治流程，最终减少了患者就诊时间及住院时间，性价比高，符合卫生经济学。

"胸痛三联"扫描，一次注药后的扫描能同时显示肺动脉及其分支、胸主动脉全程和冠状动脉与心脏，可以对同时的三组数据进行图像重建和分析，在很短时间内即可完成检查与诊断。由于心电门控图像减少了呼吸运动、心率波动等对图像质量的影响，所获得的肺动脉与胸主动脉图像质量明显优于常规的非门控大血管成像，更增加了诊断的准确性。

胸痛三联症扫描范围包括全部胸腔，后门控时扫描射线剂量是使用时必须要注意的问题，病情允许时尽可能采用前门控扫描，既明显降低剂量又能达到诊断要求。

当前心脏能谱扫描已经用于胸痛三联症检查，能谱扫描并未增加射线剂量，所得到的图像数据，除有最佳单能量血管图像外，还可以同时获得肺血流灌注图像和心肌相对血流图像，为诊断肺栓塞、心肌缺血或梗死提供更多的信息。

第二节　CT 征象及诊断要点

1. 诊断冠状动脉斑块、血管狭窄 - 阻塞性病变的标准，诊断肺栓塞的标准，诊断主动脉病变的标准与常规单项检查相同，需要逐一分析。

2. 对年长、动脉粥样硬化病变明显者，冠状动脉病变与大血管病变可以共存，要全面分析，明确胸痛的直接原因。

3. 对同时并存的其他心内、心外病变，如主动脉瓣、二尖瓣损害、心房血栓、纵隔肺门占位病变也不应遗漏。

第三节 病例分析

一、能谱胸三联症检查确诊冠状动脉病变

【临床资料】 男性，53 岁，以"高血压史 30 年、糖尿病史 14 年、阵发左侧胸部疼痛 1d"急诊就诊。前门控采集 448 层，140kV，600mA，对比剂 120ml，有效剂量 3.94mSv。

【影像学表现】 胸主动脉及头臂血管未见异常。单能量图、碘基图、能谱曲线、灌注彩色编码图显示肺动脉及其分支以及灌注图像均未发现异常。冠状动脉呈右优势型，左前降支管腔见多个钙化斑块，未见管腔狭窄。右冠状动脉近段见一混合斑块，局部管腔中度狭窄，回旋支未见明显改变。能谱心肌灌注图像未发现心肌血供异常。患者第 2 天急诊冠状动脉血管造影，证实右冠状动脉近段狭窄达 70%（图 9-1）。负荷试验后经测量 FFR 为 0.84，诊断为冠心病单支病变，控制危险因素，继续强化药物治疗。

【影像评价】 能谱扫描全面评估了患者病变及病情，简化了诊治流程，对胸痛高危患者很有益。

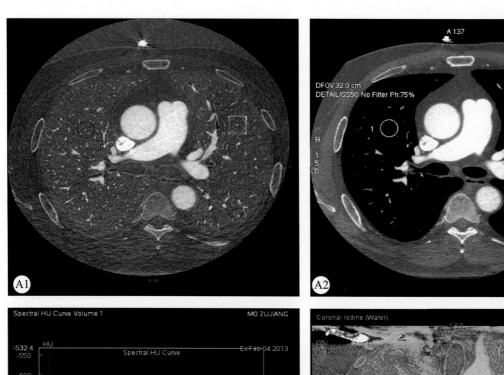

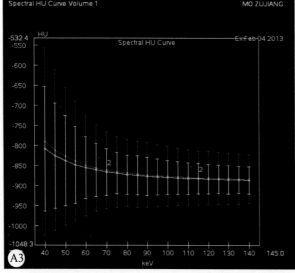

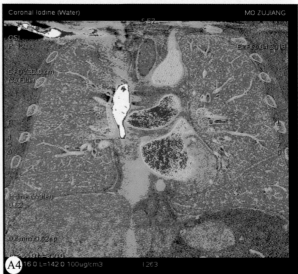

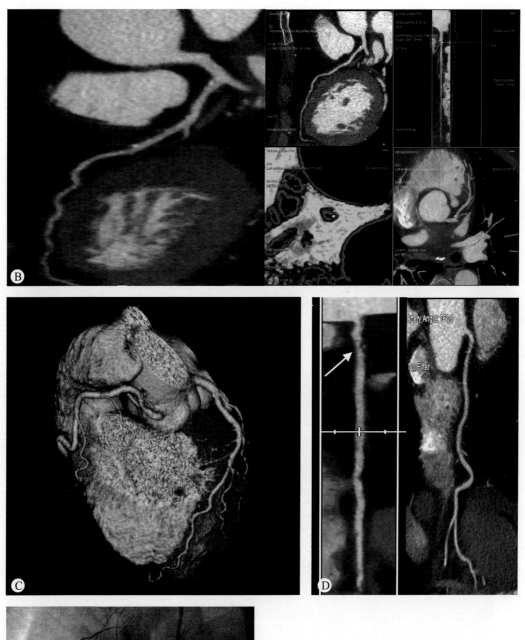

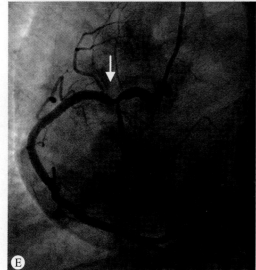

图 9-1 能谱扫描确诊冠状动脉病变

肺动脉能谱成像，单能量（A1）、碘基图（A2）、
能谱曲线（A3）、灌注彩色编码图（A4）显示两
肺灌注良好；B. 左前降支 CPR 图像，病灶短轴类
超声图像示多发钙化灶，钙化位于管腔边缘，管
腔无狭窄病变；C. 胸三联 VR 图像，显示右冠状
动脉近段中度狭窄病变；D. 曲面重建图像右冠状
动脉近段显示一钙化性混合斑块，局部管腔中度
狭窄（白箭）；E. 选择性右冠状动脉造影显示近
段一局限性中 - 重度狭窄病变（白箭）

二、支架术后胸痛三联症扫描

【临床资料】　男，71 岁，身高 165cm，体重 65kg，BMI 23.8。冠状动脉支架术后，因仍有间断胸痛 5d，加重 3h 来院检查。行胸痛三联症前置心电门控技术，有效剂量为 4.7mSv。

【影像学表现】　多角度观察胸主动脉管壁多发钙化，肺动脉未见异常（图 9-2A）。左前降支近段多发钙化病变，管腔轻至中度狭窄（图 9-2B）。回旋支细小，钝缘支开口点状钙化，管腔无明确狭窄（图 9-2C）。右冠状动脉近段钙化，中段长支架（图 9-2D），支架内血流通畅，支架远端局部管腔轻度狭窄（图 9-2E）。

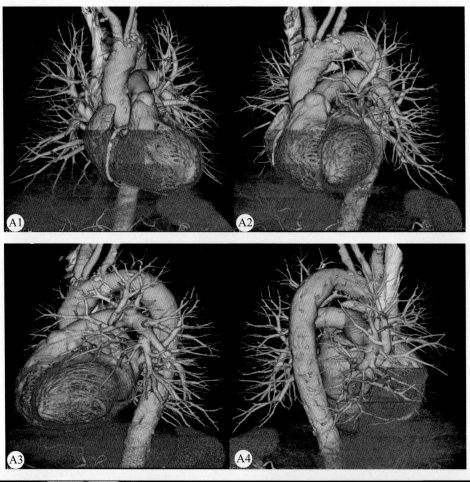

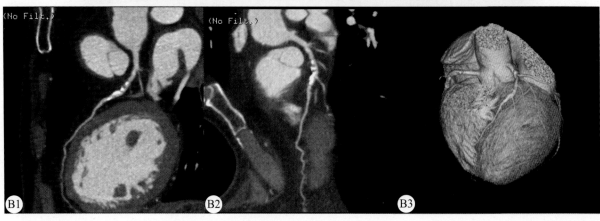

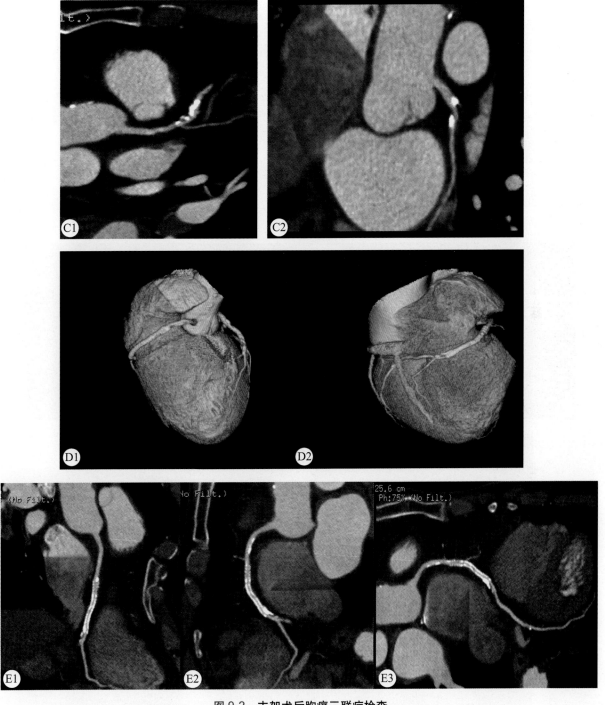

图 9-2　支架术后胸痛三联症检查

A.肺动脉、主动脉 VR，多角度显示主动脉硬化，肺动脉未见缺损及栓塞；B.左前降支 CPR 像（B1、B2）、VR 像（B3）显示钙化及狭窄；C.对角支 CPR（C1）、钝缘支 CPR（C2）显示钙化，管腔无狭窄；D.右冠状动脉支架 VR 显示钙化与长支架；E.右冠状动脉支架多角度 CPR 显示支架通畅，支架以远管腔略有狭窄

三、胸痛三联症扫描检出主动脉夹层、冠状动脉粥样硬化

【临床资料】 男性，80 岁，因突发前胸及后背疼痛 20h 入院。既往高血压病史 20 年，未规律服用药物。胸痛三联症后置心电门控扫描，对比剂 120ml。

【影像学表现】

1. 主动脉夹层 De-Bakey I 型，夹层位于升主动脉左侧（图 9-3A），真、假腔相混，形成巨大动脉瘤，在窦管线上方约 5cm 处可见破口（图 9-3B、C）。胸主动脉全程至腹主动脉上段周围血肿形成，腹腔干动脉开口部明显变细呈片状，未见明确的破口，余腹部主要大血管未见明显异常。

2. 冠状动脉粥样硬化改变，左前降支近段钙化斑块形成，右冠状动脉近段非钙化斑块形成，局部管腔轻度狭窄，余各主要分支管腔未见明显狭窄（图 9-3D、E）

3. 肺动脉未见明显栓塞征象。

4. 两肺气肿，两侧中量胸腔积液，两下肺受压不张，心包少量积液（图 9-3B）。

【影像评价】 胸三联扫描明确了主动脉夹层诊断，加快了诊治流程，能为急症鉴别提供可靠的依据。

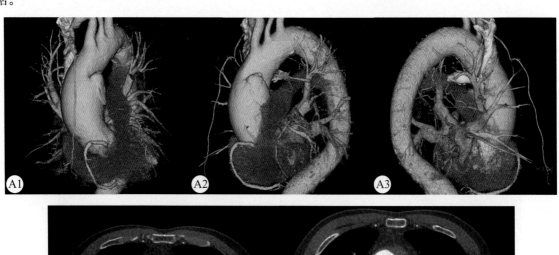

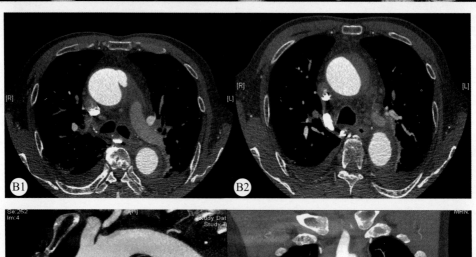

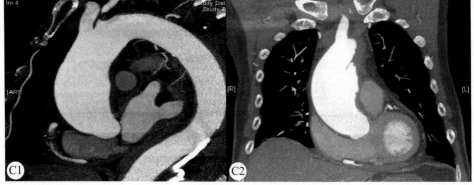

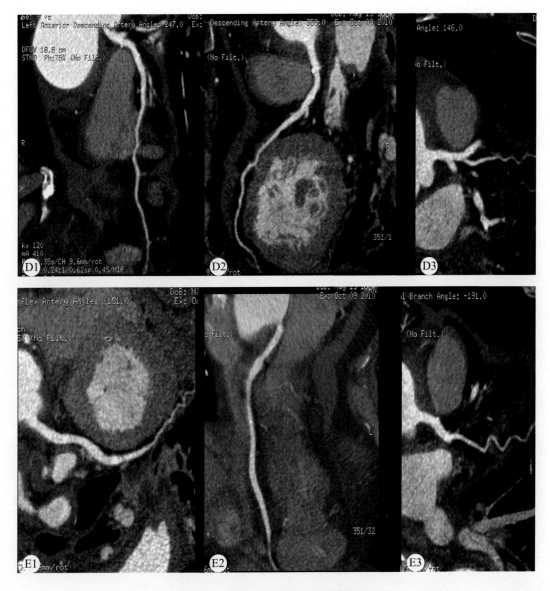

图 9-3 胸痛三联症检出主动脉夹层

A. 胸主动脉 VR 像显示升主动脉扩张、升主动脉夹层；B. 胸三联横断面重建，显示夹层破口，可见胸腔积液；C. 胸三联矢状位、冠状位重建图像，显示升主动脉扩张、升主动脉夹层位于主动脉左侧壁；D. 冠状动脉左前降支 CPR（D1、D2），显示钙化性病变及冠状动脉狭窄，对角支 CPR（D3）像无异常；E. 冠状动脉回旋支 CPR（E1）、冠状动脉钝缘支 CPR（E3）、右冠状动脉 CPR 图像（E2）无明显异常

四、前门控胸痛三联症检查

【临床资料】 男，47岁，身高180cm，体重73kg，体质指数22.5，主因间断胸闷、气短、后背痛3～4年，加重3～4个月，夜间偶有发作，行胸痛三联症 CT 检查。心电图未见异常，超声心动图示左心室舒张功能减低。前置心电门控扫描，对比剂 100ml，DLP312.67m Gy-cm，有效剂量 4.37 mSv。

【影像学表现】 主动脉、冠状动脉及肺动脉均充盈良好，血管清晰，无错层伪影干扰。右冠状动脉起自主动脉窦上升主动脉前方稍偏左处，为解剖变异。左前降支、回旋支、右冠状动脉充盈良好（图 9-4）。主肺动脉至四级肺动脉分支充盈良好，远端肺动脉显示清晰。

【影像评价】 胸痛三联症 CT 前置心电门控扫描，扫描剂量较之传统 64 排螺旋 CT 后门控扫描剂量明显降低，图像质量优秀，完全能满足诊断要求。

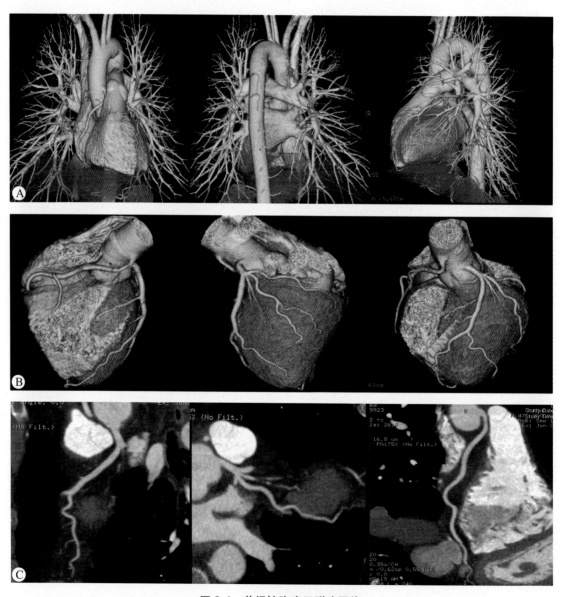

图 9-4　前门控胸痛三联症图像

A. 多角度观察 VR 主动脉、肺动脉图像未发现异常；B. 冠状动脉 VR 图像，右冠状动脉起自右窦上方主动脉前壁；C. 左前降支 CPR、左回旋支 CPR、右冠状动脉 CPR 图像未发现异常

五、后门控胸痛三联症检查

【临床资料】　女性，56 岁。间断胸闷、胸痛发作多年，有高血压，最高达 160/100mmHg。胸闷、胸痛症状位于心前区，约手掌大小范围，为针扎样疼痛，伴后背部疼痛，伴腹痛、恶心，每次持续几分钟至 1d 不等，在服用速效救心丸后可逐渐缓解。因 5d 前再次发作上述症状，自觉程度较前加重，持续时间较前延长，为进一步诊治行胸痛三联症 CT 检查。后门控扫描，有效剂量 14.7mSv。

【影像学表现】　主动脉管壁略增厚，左颈总动脉近端粥样硬化斑块。肺动脉未见异常（图 9-5A）。左主干钙化灶，管腔无狭窄，左前降支中段肌桥，回旋支及右冠状动脉无异常，（图 9-5B、C）。

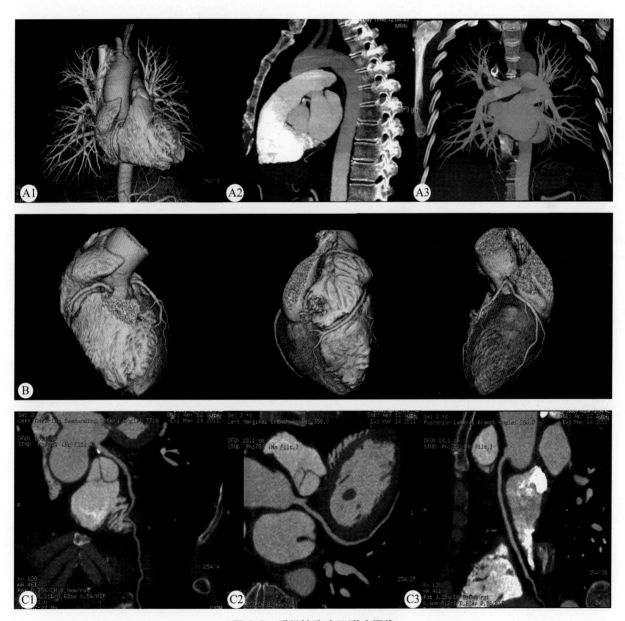

图 9-5　后门控胸痛三联症图像

A. 主动脉、肺动脉 VR 图像（A1）、大血管 MIP 侧位图像（A2）、肺血管 MIP 正位图像（A3）未见异常；B. 冠状动脉 VR 图像，左前降支中段肌桥，右冠状动脉、回旋支无异常；C. 左前降支 CPR 图像，左主干钙化灶，管腔无狭窄，左前降支中段肌桥（C1），回旋支（C2）、右冠状动脉 CPR（C3）图像，未见异常

（张立仁　李　旭）

第10章 复杂先天性心脏病容积螺旋穿梭成像

第一节 基本知识概述

后64排CT设备的Z轴覆盖范围较前明显增大，使得器官灌注检查的范围和效能较前改进。高分辨CT（high-definitionCT，HDCT）容积螺旋穿梭技术具有40mm宽的探测器，Z轴覆盖范围能达到31.25cm，CT扫描床在数据采集期间持续穿梭往复运动可达到20次，实现了大范围的动态扫描。在覆盖范围加大的同时，又应用了动态螺距锥形束重建、无扫描延迟、检查床实时控制、自动毫安控制以及自适应迭代重建等项新技术，将时间采样率提高，过扫描范围控制在最小，锥形束伪影的足跟效应最小，图像质量不减低的同时辐射剂量控制在可接受的范围之内，真正在临床上实现了4D血管成像和大范围的器官灌注成像，见表10-1。

表10-1 容积螺旋穿梭扫描与常规螺旋扫描比较

	常规螺旋扫描	容积螺旋穿梭扫描
床	匀速、一个方向连续动床	前、后穿梭，周期性运动
螺距	固定螺距重建	动态锥形束螺距重建
Z轴覆盖	覆盖20cm范围至少要包括24cm	延展的Z轴覆盖，20cm范围仅需要覆盖17cm
自动mA	根据患者体型与体重调节	根据患者体型、体重及动态螺距调节，可减少30%以上不必要的射线

本项技术在复杂先天性心脏病诊断上的优势在于它是一项非门控、不用刻意控制患儿呼吸、辐射剂量可接受的成像技术。可以获得与心血管造影完全一致的体位与角度，充分显示心内、心外解剖形态，同时可以观察某些血流信息。分析一组43例先天性心脏病扫描病例、24例经手术证实的资料（表10-2），经与超声对照，该技术可以充分观察心脏解剖结构，获得血流动力学信息，同时还可以显示冠状动脉开口及近端的形态和走行。经与早期双源CT小儿胸部扫描对比（表10-3），该技术剂量均低于小儿胸部扫描剂量。

由于本项技术可以追踪对比剂在心脏循环的过程，即观察对比剂从腔静脉 - 右心房 - 右心室 - 肺动脉 - 肺静脉 - 左心房 - 左心室 - 主动脉的过程（图10-1A～D），因此对于诊断以法洛四联症（TOF）为代表的复杂先天性心脏病以及与右心室双出口、肺动脉闭锁、单心室和（或）大动脉转位等鉴别诊断很有价值。根据一组88例学龄前儿童TOF检查，其中60例经手术证实，对比分析HDCT与超声心动图（ECHO）对TOF基本畸形、血流动力学及其他心内外病变的显示能力，计算HDCT辐射剂量（mSv），探讨高分辨CT（HDCT）容积螺旋穿梭技术对儿童法洛四联症（TOF）的诊断能力及其在临床路径中的价值。结论是：运用多组扫描数据，HDCT 诊断 TOF 有明显的优势，表现在：
①可以重建出任意体位的图像，充分显示结构异常，同时也便于与其他影像手段的对比；②对心内主要畸形，如室间隔缺损大小、位置、右向左的分流及右心各种狭窄病变准确率几乎达 100%（图 10-1E ～ H、I ～ L）；③对肺动脉发育状态可以充分评估；④对冠状动脉开口、走行也可评估（图 10-1 M、N）；⑤对并存的动脉导管未闭、体肺侧支、气道异常充分评估（图 10-1 O、P）；⑥平均有效剂量为（1.58±0.43）mSv。因此 HDCT 与 ECHO 结合可以作为儿童 TOF 术前确诊与鉴别诊断以及制定手术方案的临床路径。

表 10-2　先天性心脏病畸形类型、手术、HDCT 及 ECHO 结果对照（例）

畸形类型		手术证实	HDCT		ECHO	
			确诊	漏诊	确诊	漏诊
房间隔缺损	＜ 5mm	3	3		3	
	≥ 5mm	2	2		2	
室间隔缺损	＜ 5mm	1	1		1	
	≥ 5mm	19	19		19	
右室流出道狭窄		11	11		11	
大动脉转位		1	1		1	
右心室双出口		1	1		1	
动脉导管未闭		6	6		5	1
主动脉缩窄		6	6		6	
肺静脉畸形连接		2	2		2	
肺动脉瓣狭窄		8	6	2	3	5
右位主动脉弓		2	2		1	1
肺动脉发育或起源异常		4	4		2	2
体肺侧支		8	8		2	6
永存左上腔静脉		3	3		3	
迷走右锁骨下动脉		3	3		3	
合计		80	78	2	62	18

表 10-3　高分辨 CT 容积螺旋穿梭扫描与小儿胸部双源 CT 剂量对比

	双源 CT（70 例）	高分辨 CT（30 例）
ED（mSv）	4.68±2.34	2.57±1.10
＜ 1 岁	3.20（44 例）	3.14±0.97（13 例）
1—5 岁	5.17±1.98（14 例）	4.01±0.67（16 例）
＞ 5 岁	3.74±1.33（12 例）	1.58（1 例）
DLP（mGy-Cm）	144.46±74.07	87.58±27.80
＜ 1 岁（0.039）	104.00±56.26	82.72±22.51
1—5 岁（0.026）	199.00±76.22	91.65±32.91
＞ 5 岁（0.018）	208.00±73.87	88.04

　＜1 岁，1—5 岁，＞ 5 岁者换算因子分别为 0.039，0.026，0.018

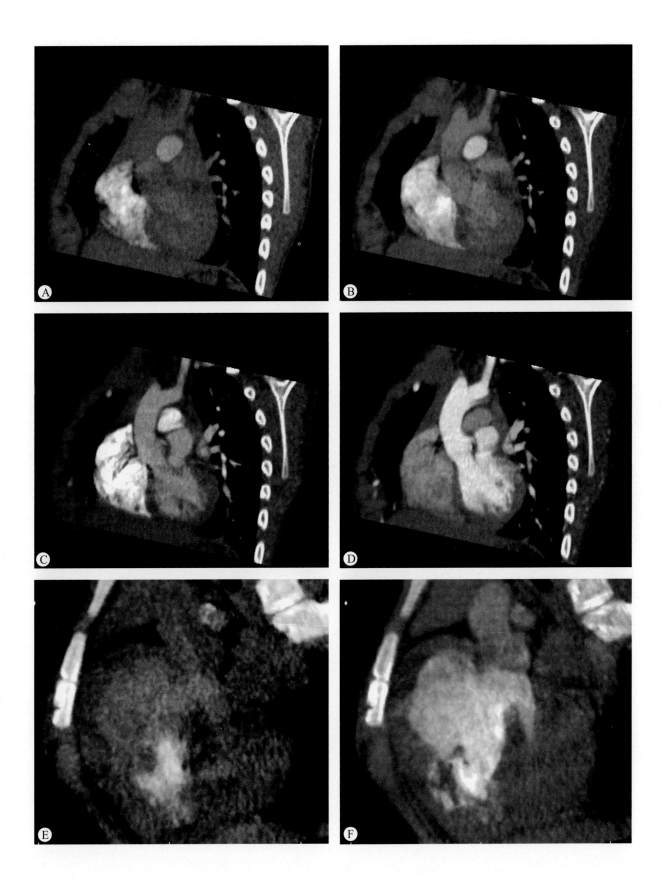

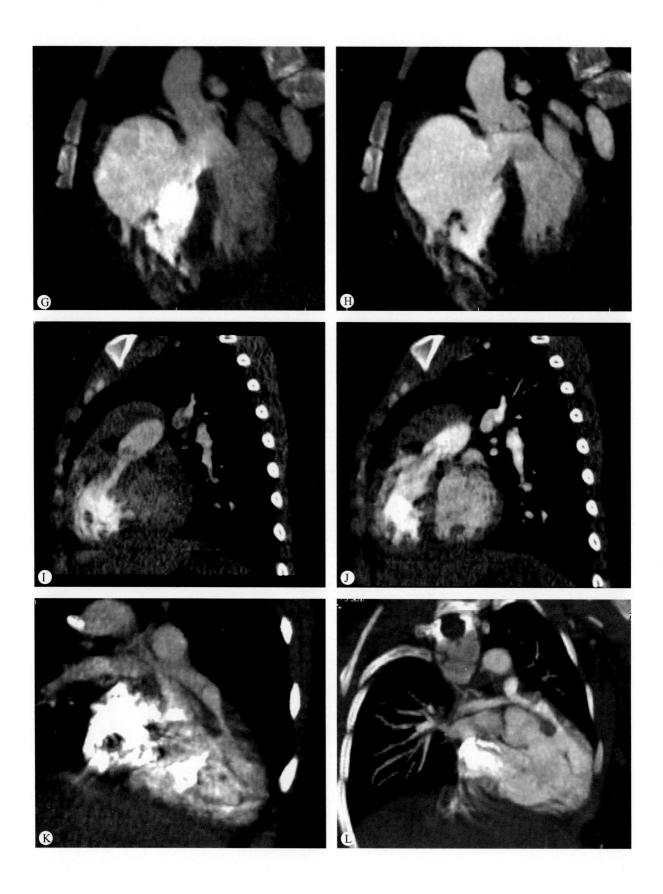

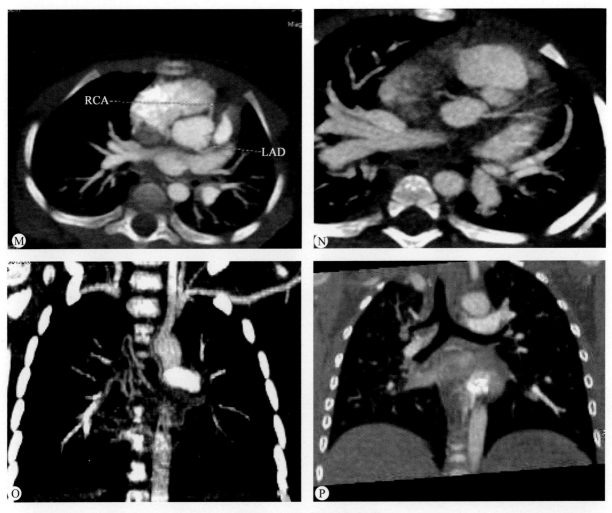

图 10-1 容积螺旋穿梭扫描

A ~ D. 容积螺旋穿梭技术扫描对比剂由右心至左心整个循环过程；E ~ H. 临床诊断 TOF，HDCT 显示室间隔缺损及主动脉骑跨，血流右向左分流过程；I、J.HDCT 示右室流出道肌性肥厚、狭窄，肺动脉瓣增厚、开放受限；K.HDCT 示右心室流出道狭窄，圆顶征提示肺动脉瓣狭窄；L. 肺动脉瓣及瓣下狭窄，主肺动脉及左肺动脉起始部狭窄；M、N.HDCT 显示冠状动脉开口、近段走行以及与右心室流出道关系；O、P. HDCT 四联症患者粗大体 - 肺侧支血管、气道发育异常

第二节 病 例 分 析

一、小儿四联症

（一）病例 1

【临床资料】　女性，1 岁 7 个月，身高 82cm，体重 9kg，心率 124/min，发现心脏杂音伴口唇青紫 1 年，临床诊断为法洛四联症。扫描范围 110mm，80kV，自动 mA，噪声指数 16，10 个 PASS，螺距 1.375 ∶ 1，层厚 5mm，重建层厚 1.25mm，DLP 77.86 mGy-cm。

【影像学表现】　室间隔连续性中断，直径约 12mm，PASS 3、PASS 5、PASS 7（图 10-2A）分别示对比剂由右心室流向左心室，主动脉骑跨约 50%，右心室流出道狭窄（图 10-2B），降主动脉中、下段发出多支体肺侧支（图 10-2C）。

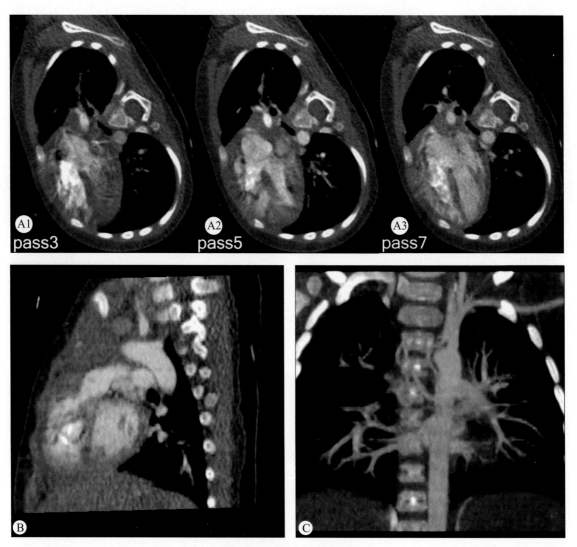

图 10-2　四联症主要畸形

A. 多个 PASS 显示了室水平右向左的分流和 50% 主动脉骑跨；B. 重建的右心室侧位 MIP 图像显示流出道重度狭窄；
C. 正位降主动脉 MIP 图像示侧支血管形成

（二）病例 2

【临床资料】　　男性，1 岁。80kV，自动 mA，噪声指数 16，螺距 1.375∶1，层厚 5mm，8 个
PASS、DLP 68.11 mGy-cm，转换因子 0.026，有效剂量 1.77mSv。

【影像学表现】　　X 线平片征象符合四联症（图 10-3A），增强后重建图像显示右心室流出道、
肺动脉瓣、主肺动脉及左、右肺动脉分支的重度狭窄，与血管造影体位一致（图 10-3B、C）；轴
位重建图像清楚显示冠状动脉血管与右心室流出道的关系（图 10-3D）。

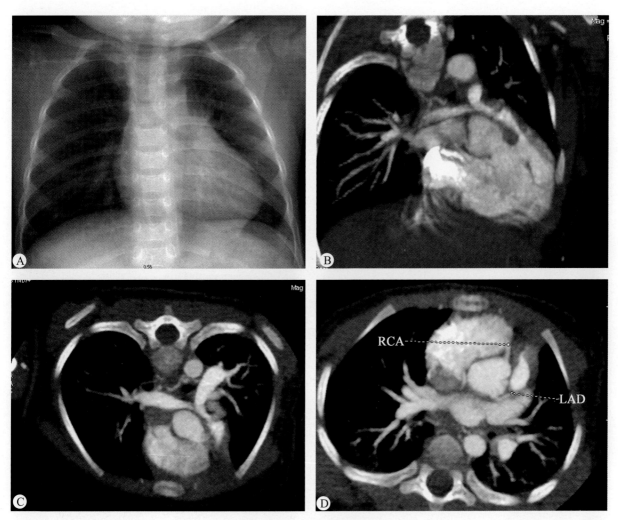

图 10-3　小儿典型四联症

A.X 线平片提示典型四联症征象；B、C. 与心血管造影体位一致的 MIP 重建图像显示右心室流出道重度狭窄（B），
肺动脉瓣及主肺动脉发育不全及重度狭窄，左、右肺动脉分支起始处重度狭窄（C）；D.轴位重建图像显示冠状动脉，
右冠状动脉近段位于右心室流出道右侧，无横跨

二、小儿肺静脉畸形引流

【临床资料】 女性，8个月，身高67cm，体重6kg，心率124/min，发现心脏杂音伴口唇青紫8个月，临床诊断为房间隔缺损，完全型肺静脉畸形引流（心内型）。扫描范围 110mm，80kV，自动 mA，噪声指数 16，8个 PASS，螺距 1.375：1，层厚 5mm，重建层厚 1.25mm，DLP 151.04 mGy-cm。

【影像学表现】 房间隔连续性中断，直径约 11mm，同一层面、不同 PASS 分别显示了对比剂由右心房流向左心房。双侧肺静脉经扩张的冠状静脉窦汇入右心房，右心房、室增大（图 10-4）。

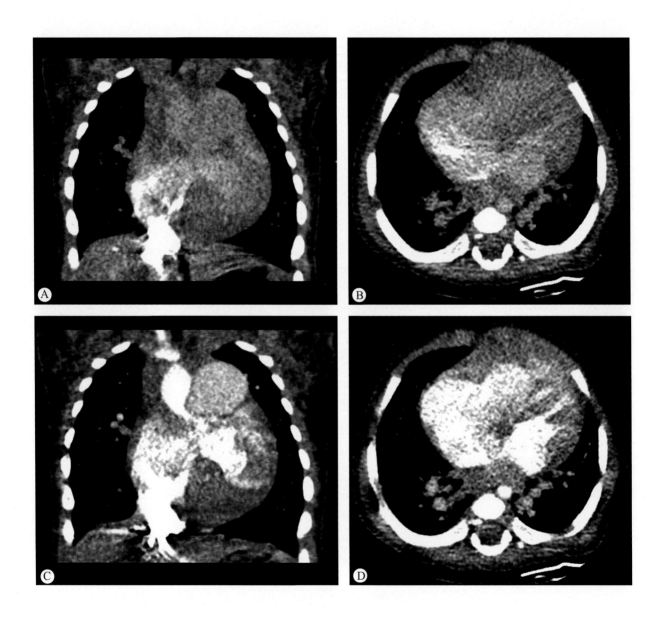

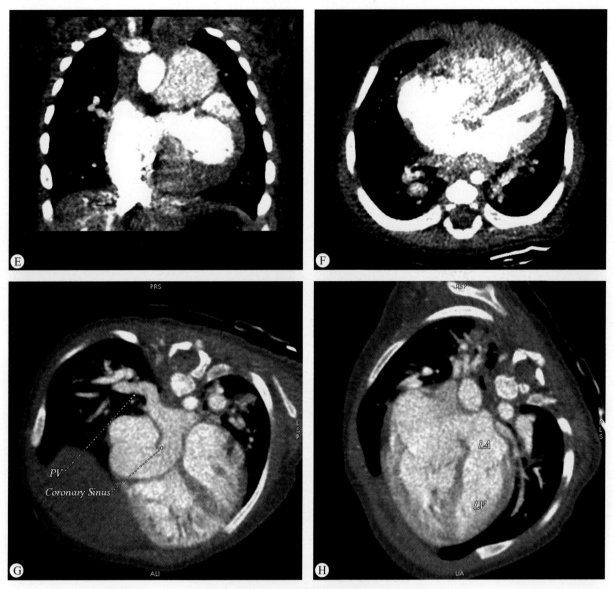

图 10-4　肺静脉畸形引流

同一层面冠状位图像（A、C、E）与同一层面横断位图像（B、D、F），其中 A 与 B、C 与 D、E 与 F 为同一 PASS，对比剂由右心房流向左心房，提示房水平右向左的分流。G. 示双侧肺静脉经扩张的冠状静脉窦汇入右心房；H. 示右心房室增大，房间隔缺损

三、成人先天性心脏病

【临床资料】　女性，25 岁 7 个月，身高 159cm，体重 45kg，心率 94/min，血氧饱和度 78%。发现心脏杂音伴口唇青紫 25 年，临床诊断为先天性心脏病复杂畸形：左心室型单心室合并巨大房间隔缺损，左位型大动脉异位，肺动脉瓣及瓣下重度狭窄。扫描范围 180mm，100kV，自动 mA，噪声指数 18，8 个 PASS，螺距 1.375∶1，层厚 5mm，重建层厚 1.25mm，DLP 373.59 mGy-cm。

【影像学表现】　心室区域仅见一个心腔结构，右侧残余心腔经球室孔与左心室连接，主动脉瓣下有肌性流出道（图 10-5A），心房区域呈巨大房间隔缺损，直径约 37mm（图 10-5B），主动脉位于肺动脉的前方，肺动脉瓣及瓣下重度狭窄（图 10-5C）。

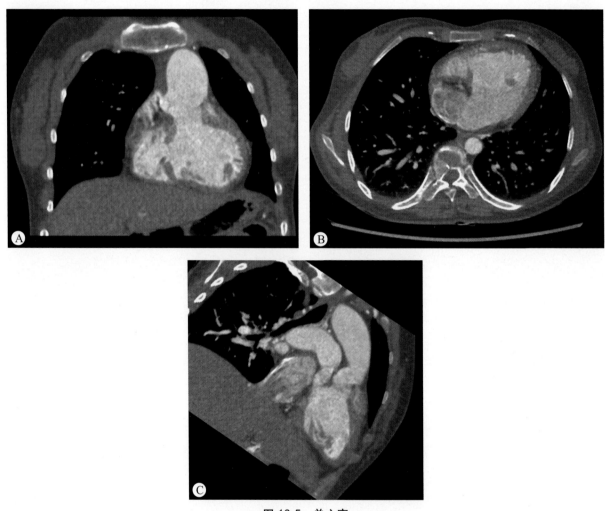

图 10-5　单心室

心室区域的结构显示呈左心室形态（A），巨大房间隔缺损（B），肺动脉瓣及瓣下狭窄，主动脉位于肺动脉前方（C）

四、川崎病

【临床资料】　女性，8 岁，6 年前患川崎病，诊有冠状动脉瘤，来院要求 CT 检查。查体无心脏杂音，心律齐，心率 102/min。扫描速度 0.4s，80kV，70mA，噪声指数 18，螺距 1.375 : 1，SFOV 32cm，6 个 PASS。对比剂：欧乃派克（碘海醇）350mgI/ml 40ml、盐水 15ml、流速 3ml/s。扫描剂量：DLP 79.04，转换系数 0.017，有效剂量 1.34mSv（图 10-6，F）。

【影像学表现】　左主干及左前降支近端冠状动脉瘤，瘤内未见血栓，瘤体直径已达 9mm，右冠状动脉近端亦有瘤样扩张，符合川崎病所致（图 10-6）。

【影像评价】　小儿冠状动脉成像是一难点，因患儿不能配合憋气，门控成像检查无法实施。容积螺旋穿梭心脏成像是一较好的手段，无需憋气，多个 PASS 允许分段观察冠状动脉，扫描剂量在可接受的范围内。

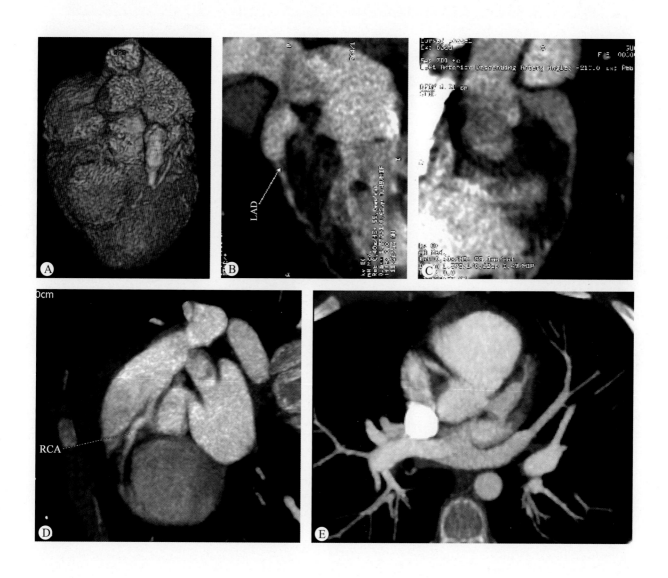

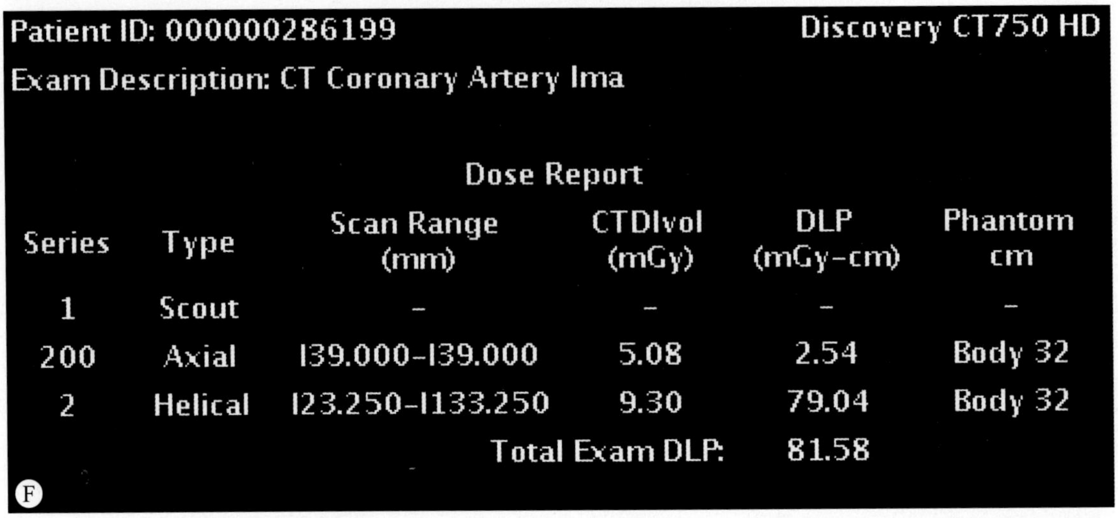

Patient ID: 000000286199				Discovery CT750 HD
Exam Description: CT Coronary Artery Ima				
Dose Report				
Series	Type	Scan Range (mm)	CTDIvol (mGy)	DLP (mGy-cm)	Phantom cm
1	Scout	–	–	–	–
200	Axial	139.000–139.000	5.08	2.54	Body 32
2	Helical	123.250–1133.250	9.30	79.04	Body 32
		Total Exam DLP:		81.58	

图 10-6　川崎病

A. 后处理 VR 图像显示左冠状动脉瘤；B.MPR 图像显示冠状动脉瘤及左前降支；C.MPR 图像显示左主干开口及冠状动脉瘤；D.MPR 图像显示右冠状动脉近端瘤样扩张；E.MIP 图像显示左冠状动脉近端瘤样扩张；F. 扫描剂量存图

五、左房黏液瘤

【临床资料】 女性，72 岁，身高 155cm，体重 40kg，体质指数 16.6。劳累后出现胸闷，心悸 1 个月余。心房颤动，心率 140/min，心律失常。临床诊断：左房黏液瘤。扫描范围 160mm，100kV，自动 mA，噪声指数 18，6 个 PASS，螺距 1.375：1，层厚 5mm，重建层厚 1.25mm，DLP 153.86 mGy-cm，转换因子 0.014，有效剂量 2.15mSv。

【影像学表现】 心脏超声：左心房内巨大实性占位，考虑黏液瘤可能性大，轻度肺动脉高压，LVEF55%。CT 扫描左心房内巨大占位性病变，几乎充满左心房。病灶密度均匀，CT 值为 30 ~ 40HU，未见明显强化，左心房壁明显变薄。不同 PASS、同一位置的图像可以显示左心房病变随对比剂注射时间的延长而逐渐显示清晰。多个 PASS 观察未见冠状动脉病变，回旋支增大，可能与黏液瘤血供有关。少至中量心包积液，见图 10-7。

【病理所见】 右心房、右心室增大，左心房增大。左心房内巨大占位，大小为 8.0cm×5.0cm×5.0cm，外观呈鹅卵状，呈黏液性改变，内部有出血点，包膜完整，和左心房后壁轻度粘连，瘤蒂位置不清楚。

【影像评价】 对于心功能不全的患者，为避免循环时间估测不准而遗漏病变，可采用容积螺旋穿梭技术扫描，使病变清晰显示。同时可以观察冠状动脉，为手术方案提供信息。

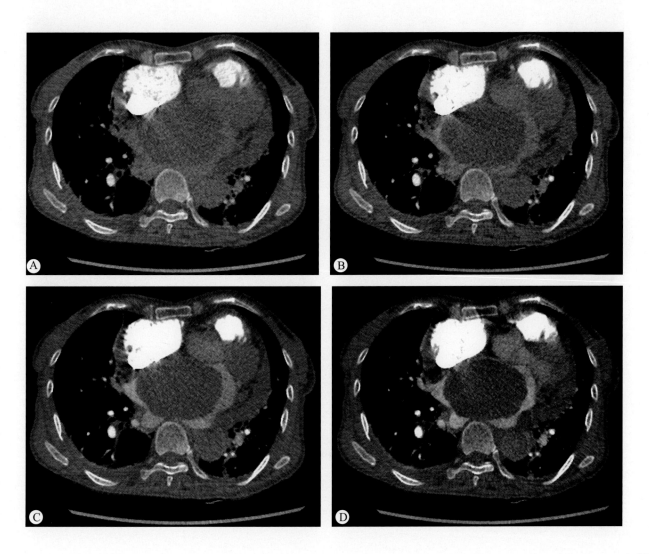

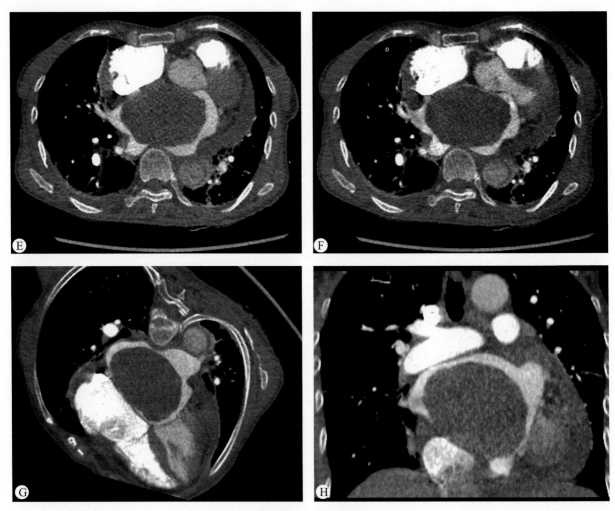

图 10-7　左房黏液瘤

A～F. 同一层面，不同 PASS 显示左心房病变逐渐清楚的过程；G、H. 斜位（G）及冠位（H）MIP 图像显示左心房
病变几乎占据全部心房，未见瘤蒂

（张立仁　徐冬生）

第11章 CT成像在其他心脏疾病中的应用

冠状动脉成像在非冠心病的其他心脏手术和高龄非心脏手术的冠状动脉评价上也有较好的应用价值，例如心脏瓣膜病、成人先天性心脏病、升主动脉病变的心脏手术、电生理治疗手术等。扫描范围内所包括的心脏结构，例如房间隔、室间隔与心房、心室腔、心脏瓣膜结构、心包结构形态等均可以清晰地观察到，同时某些心外病变，如扫描野内累及肺组织、肺门、纵隔、食管等结构的病变也可以检出。

下文将介绍CT成像在能谱肺栓塞诊断、能谱肺栓塞治疗效果评估、主动脉瓣狭窄及升主动脉瘤、心肌致密化不全、肥厚型心肌病、马方综合征术后、左房黏液瘤、室间隔膜部瘤、大动脉炎和心包脂肪增多症病例中的应用。

一、肺栓塞能谱扫描

【临床资料】 女性，72岁，胸闷1个月余。临床诊断：肺栓塞。扫描范围275mm，140kV，630mA，能谱扫描，螺距1.375 : 1，层厚5mm，重建层厚1.25mm，DLP 537.09 mGy-cm，有效剂量7.5mSv。

【影像学表现】 肺动脉增强扫描（图11-1A）、碘基图（图11-1B）分别示右肺上叶动脉及中叶动脉充盈缺损，右肺中叶感兴趣区含碘量明显低于对侧正常肺组织感兴趣区含碘量（图11-1C），表明右肺中叶感兴趣区灌注减低。

【影像评价】 能谱扫描方法能够准确地显示肺动脉栓塞的部位及栓子的大小，右心负荷状态，同时能够通过碘含量的测定间接反映肺组织血流灌注情况，观察功能上的变化。

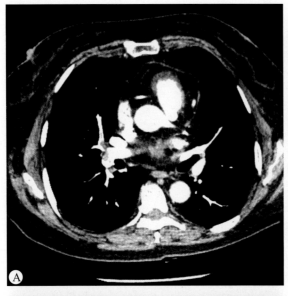
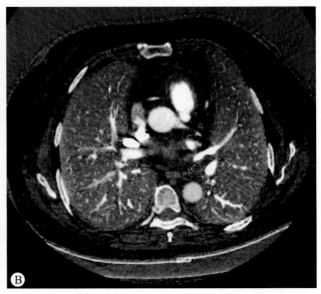

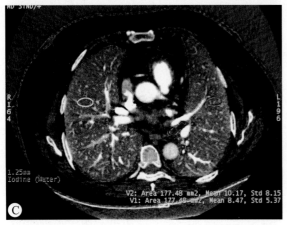

图 11-1　能谱扫描肺动脉栓塞及灌注减低

肺动脉增强图像（A）、碘基图（B）分别示右肺上叶动脉
及中叶动脉充盈缺损，右肺中叶感兴趣区含碘量 8.47mg/ml
明显低于对侧正常肺组织感兴趣区含碘量 10.17mg/ml（图
C），表明右肺中叶区域灌注减低

二、肺栓塞能谱扫描疗效评价

【临床资料】 男性，70 岁，身高 170cm，体重 72kg，体质指数 24.91。间断胸闷、咳嗽 1 个月余，加重 10 余天，活动后症状明显加重，双下肢水肿，夜间不能完全平卧。临床诊断：肺栓塞，心功能不全。心脏超声：右心增大，肺动脉高压。确诊肺栓塞后行溶栓治疗，1 个月后复查。两次能谱扫描范围分别是 275/245mm，均为 140kV，630 mA，螺距 1.375：1，层厚 5mm，重建层厚 1.25mm，DLP 分别是 537.09/525.16 mGy-cm，有效剂量分别为 7.5/7.3mSv。

【影像学表现】 治疗前：肺动脉增强扫描（图 11-2A、B）、碘基图（图 11-2C）分别示右肺上叶动脉及其分支充盈缺损，右肺上叶含碘量明显低于正常的对侧相应位置含碘量（图 11-2D），说明右肺上叶灌注减低。

治疗后：肺动脉增强扫描（图 11-2E、F）、碘基图（图 11-2G）分别示右肺上叶动脉及其分支充盈缺损消失，右肺上叶含碘量与正常的对侧相应位置含碘量基本相同（图 11-2H），说明右肺上叶原低灌注区已恢复正常图 11-2。

【影像评价】 能谱扫描方法同时获得肺动脉增强及灌注图像，能够评估肺栓塞患者治疗前、后腔内血栓及局部肺组织血流灌注改善情况，对评估疗效很有帮助。

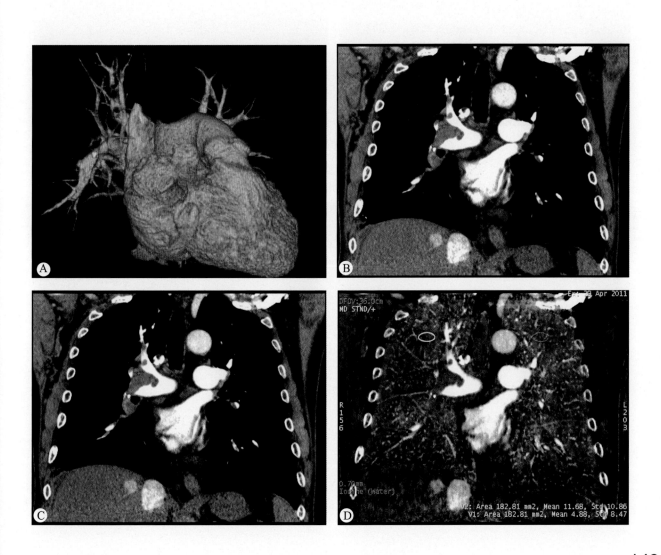

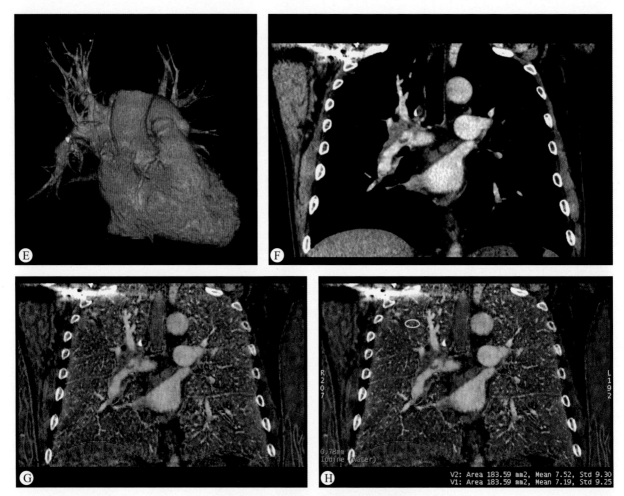

图 11-2　肺栓塞能谱扫描对比疗效

A ~ D. 显示肺栓塞，肺动脉 VR 正位图像（A）、肺动脉 MIP 正位图像（B），显示右下肺动脉主干及右上叶肺动脉充盈缺损影，GSI 能谱分析（C、D），碘基图显示肺的碘量分布，右上叶肺含碘量 4.88mg/ml 低于对侧肺野 11.68mg/ml；E ~ H. 治疗后复查，肺动脉 VR 图像（E）与 MIP 图像（F），显示右下肺动脉充盈缺损影较前有吸收，右上叶肺动脉充盈缺损影已消失，能谱分析（碘基图），右上叶肺含碘量与对侧肺基本相同（G、H），分别为 7.19mg/ml 和 7.52mg/ml

三、主动脉二瓣狭窄及升主动脉瘤

【临床资料】　男性，57 岁，178cm，75kg。以间断心前区疼痛 4 年，活动后加重 2 个月入院。院外曾疑为冠心病，不稳定型心绞痛，主动脉瘤，但未确诊，行胸部后门控三联症检查。

【影像学表现】　X 线平片见升主动脉瘤样扩张，左心室以肥厚为主增大（图 11-3A）。主动脉瓣二瓣，瓣口呈鱼嘴样（图 11-3C），收缩期见细窄血流（对比剂）喷射，升主动脉明显增宽，呈瘤样扩张，直径约 61.4mm，至右头臂干开口前直径约 38.9mm，主动脉未见夹层（图 11-3B）。左心室射血分数 84.3%，每搏量 78.8ml，心排血量 2764ml/min。左主干纤细、左前降支弥漫混合斑块及多发狭窄达 70%、右冠状动脉斑块及 50% 狭窄（图 11-3D）。同期超声亦为先天性主动脉瓣二瓣化畸形及狭窄，主动脉瘤，左心室舒张功能减低。1 周后冠状动脉造影提示左主干弥漫性斑块，狭窄估计约 30%，远端血流 TIMI3 级。左前降支近段弥漫性斑块，中远段节段性狭窄 90%，远端血流 TIMI3 级（图 11-3E）。因导管难以放入 RCA 开口，非选择性注药显示右冠状动脉第一转折处狭窄 50%，远端血流 TIMI3 级。

【手术病理】　升主动脉及主动脉窦严重扩张，最大径 65mm，升主动脉严重右侧移位，主动脉二瓣化，瓣叶增厚，轻度狭窄。第二对角支细小。外科行 Bentall 术（升主动脉置换、主动脉瓣置换）、冠状动脉旁路移植术、左心耳结扎术。

【影像评价】　主动脉二瓣畸形是成人最常见的先天性心脏瓣膜畸形，成年患者有大约 50% 合并主动脉扩张。主动脉病变是主动脉二瓣畸形的一个重要部分，它包括主动脉扩张、主动脉瘤和主动脉夹层。胸部三联症成像特别适合于高龄同时疑有主动脉及冠状动脉病变的患者。国外资料报道冠状动脉成像对主动脉瓣、二尖瓣很有价值。本例后门控检查，除显示冠状动脉病变之外，还清晰显示主动脉二瓣及瓣口狭窄血流喷射，同时测量了左心室功能，一次检查全面评估心脏及大血管受累情况，也弥补了由于升主动脉扩张致右冠导管放置困难的状况。本例患者确诊后考虑到主动脉瓣发病的家族史，其女儿随后亦经超声检查证实有二瓣畸形。

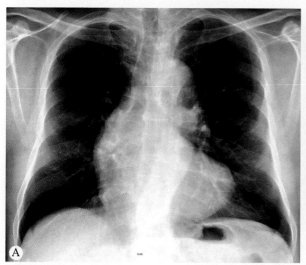
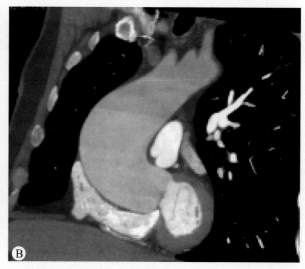

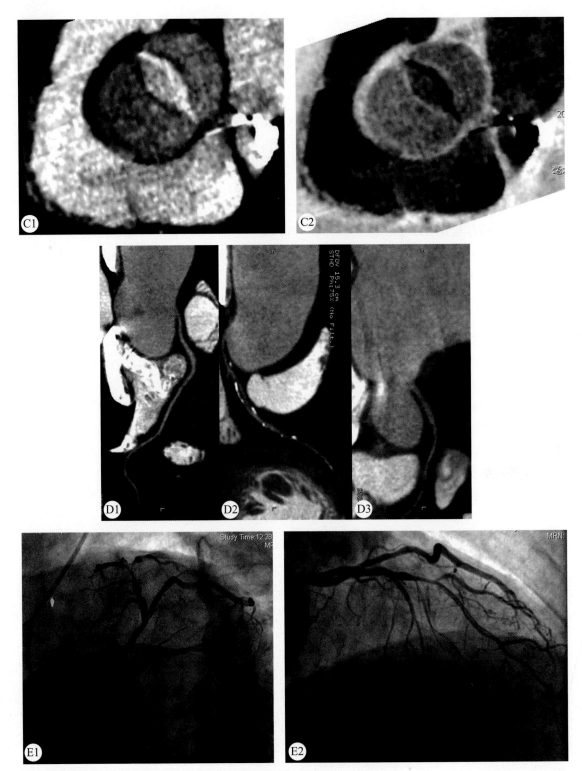

图 11-3　主动脉瓣狭窄及升主动脉瘤

A.X 线平片显示升主动脉呈瘤样扩张，左心室以肥厚为主增大；B. 升主动脉 MIP 重建图像显示升主动脉瘤形成，最大直径达 60mm 以上；C. 主动脉瓣口重建图像，显示为二瓣，瓣口呈"鱼嘴"状狭窄，动态图像可见到"喷射征"（C1、2）；D. 右冠状动脉 MPR 图像显示右冠状动脉开口处 50% 狭窄（D1），左前降支 MPR 图像左主干较细，左前降支近中段弥漫混合斑块，狭窄最重处可达 70% 左右（D2），回旋支 MPR 图像，回旋支无狭窄（D3）；E. 血管造影"蜘蛛"位（E1）、右前斜 + 头位（E2）显示左主干管壁不规则，左前降支多发狭窄，局部将近 90% 的重度狭窄

四、心肌致密化不全

【临床资料】 男性，65 岁，高血压 10 年，自述心悸、头晕多年，间断性发作，曾有晕厥病史，因近日发作频繁来院就诊。心电图示持续性室性心动过速。

【影像学表现】 床边超声心动图示左心室下壁、后壁运动明显减低，二尖瓣少量反流；左心室收缩及舒张功能减低，左心室射血分数约 39%（图 11-4A），建议进一步检查除外冠心病。静息门控心肌灌注显像示左心室轻度扩大，形态欠完整；左心室前壁中部、前壁近心尖部、心尖部及后侧壁心肌血流灌注明显减低；下后壁心肌血流轻度减低；左心室整体收缩功能轻度受损，左心室射血分数为 42.9%，符合缺血性心肌病征象（图 11-4B）。CT 后门控成像冠状动脉主干及其各主要分支未见明确狭窄（图 11-4C）。左心室心腔明显扩张，且形态局限性不规则。左心室侧壁可见多发小窦隙状结构，其外层致密心肌明显变薄。另于左心室心尖部及前壁、间隔壁内可见局限性线条状低密度影，边界欠清，肌壁厚薄不均（图 11-4E、F1）。左心室功能测量结果：ES124.3ml，ED217.8ml，SV93.5ml，EF42.9%，CO5422.9ml/min。左心室舒张收缩功能减弱（图 11-4D）。冠状动脉 CT 检查提示为孤立性左心室心肌致密化不全，后经心脏核磁检查证实（图 11-4F2、G）。

【影像评价】

1. 本例患者冠状动脉 CT 检查未见冠状动脉病变，排除了冠心病。

2. 冠状动脉 CT 检查左心室所见提示左心室心肌致密化不全。

3. 因患者采用回顾性心电门控扫描技术，可以重建出整个心动周期的图像，利用左心室功能分析软件，得到左心室功能各项数值。患者左心功能减低，可以符合心肌致密化不全。

4．CT 冠状动脉造影所测左心室功能数值，与核素、超声对照，基本一致。CT 冠状动脉造影使用全心动周期的数据，采用勾画心室边缘计算实际体积的算法，从而得到较为实时、准确的数据。而超声所计算的左心室射血分数是利用类椭圆公式，并不完全符合左心室容积的变化。

综合以上可以看出冠状动脉 CT 检查在本例患者的诊断上起了关键性的提示作用。

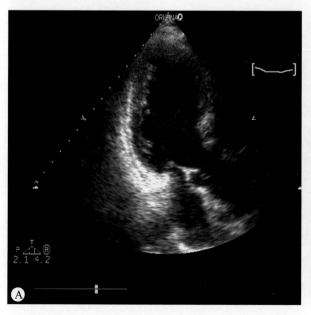

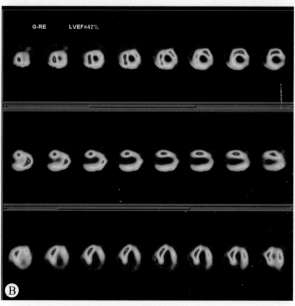

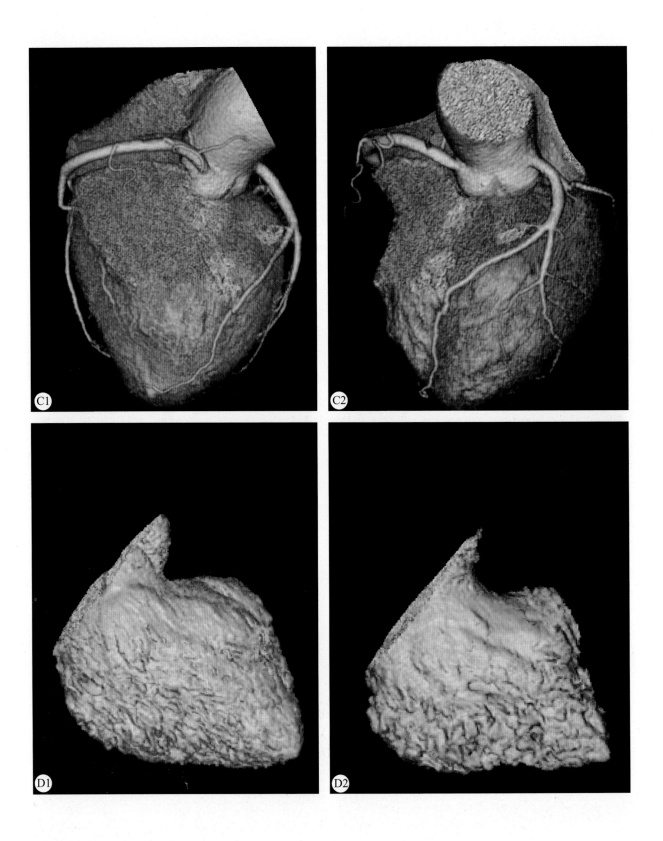

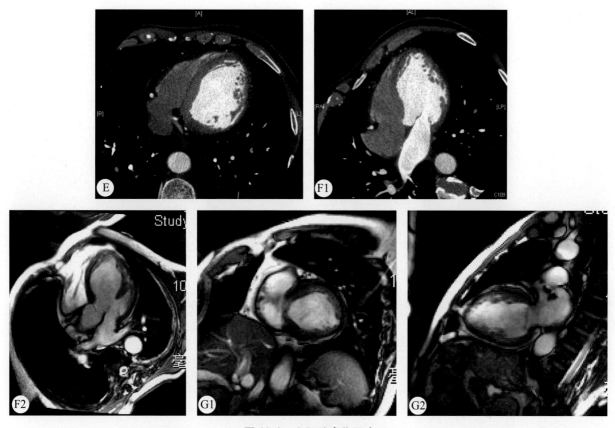

图 11-4　心肌致密化不全

A. 超声左心室二腔心图像示左心室增大；B. 静息门控心肌灌注显像左心室前壁中部、前壁近心尖部、心尖部及后侧壁心肌血流灌注明显减低；C.VR 图像右冠状动脉未见狭窄性改变（图 C1），VR 图像左冠状动脉未见狭窄性改变（图 C2）；D. 冠状动脉 CT 间 RR 期 0%、40% 图像，右上角为心功能参数（D1、D2），EF42.9%；E.CT 左心室图像见侧壁致密心肌变薄，未致密的心肌层大于致密层；F. 左心室同一层面 CT 及 MRI 图像对比显示心尖、侧壁致密心肌变薄；G. 左心室短轴、长轴 MRI 图像显示左心室增大，前壁中部、侧壁、下壁中部、心尖心肌致密不全

五、肥厚型心肌病

【临床资料】 男性，55 岁，间断胸闷近 1 年，行冠状动脉 CT 检查未发现冠状动脉狭窄性病变，但发现左心室肌壁舒张末期局限性增厚，心脏收缩期心腔明显变小，心脏收缩呈高动力状态，提示肥厚型心肌病可能，后经超声、MRI 证实（图 11-5）。

【影像评价】 影像科医师在处理冠状动脉图像时，对同时存在的心内、心外病变亦应关注，为鉴别诊断提供线索。而作为原发性肥厚型心肌病的鉴别诊断，无创性的冠状动脉 CT 检查能起到排除冠状动脉血管病变的作用。

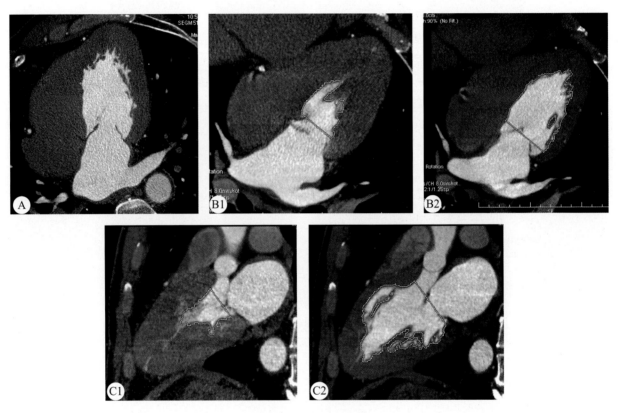

图 11-5　肥厚型心肌病

A. 左心室舒张末期心尖部肌壁厚度达 18.9mm，侧壁肌壁厚度达 13.6mm；B、C. 心脏四腔心位左心室收缩末期（B1）、左心室舒张末期（B2），左心室两腔心长轴位左心室收缩末期（C1）、左心室舒张末期（C2）以心尖部为中心肌壁肥厚

六、马方综合征、升主动脉瘤、主动脉夹层、主动脉瓣关闭不全、冠状动脉瘘

【临床资料】　女性，41 岁，马方综合征家族史，以突发左胸部疼痛入院。患者有高度近视，身体瘦长（65kg，174cm），手指、足趾细长。血压 150/70mmHg，主动脉瓣听诊区闻及舒张期杂音。前门控胸及冠状动脉扫描，350mgI/ml 对比剂 80ml，100kV，480mA，392 幅图像，ASiR30%，CTDIvol 5.81mGy，DLP 142.32mGy-cm，有效剂量 1.99mSv。

【影像学表现】　入院床边 X 线平片显示左心室增大及左心功能不全（图 11-6A），术前大血管 CT 检查显示升主动脉根部扩张，直径约 38mm，主动脉瓣口上方水平可见不规则游离内膜片及破口。主动脉窦扩张，左、右冠状动脉远端走行纤曲，于左房室沟后方水平形成冠状动脉瘘。主动脉弓降部管腔轻度扩张。主动脉弓部、降主动脉及其头臂、腹部血管分支管腔未见狭窄，符合马方综合征（图 11-6B、C），主动脉夹层（De-Bakey II 型），左、右冠状动脉瘘形成。Bentall 手术后 X 线平片（图 11-6D）显示心影明显缩小，肺野清晰。CT 成像显示机械瓣及人工血管吻合处均无对比剂外溢（图 11-6E），冠状动脉 - 左室瘘，左前降支、回旋支、钝缘支及右冠状动脉均参与并汇合成一主干瘘入左心室，瘘口约 4.2mm（11-6 F、G），左前降支混合斑块，管腔未见明显狭窄，主动脉弓降部扩张及左侧椎动脉单独起自主动脉弓，左心室增大，长径约 71mm，短径约 52mm（图 11-6）。

【影像评价】　马方综合征为多系统受累的遗传性结缔组织疾病，心血管病变是患者预后最重要的因素。多种心血管病变如升主动脉瘤、主动脉瓣环扩张、主动脉窦瘤、主动脉夹层、主动脉瓣或二尖瓣关闭不全造成的左心房、室增大等在门控的胸主动脉、冠状动脉成像上征象典型，可以明确诊断，是术前确诊及制订手术方案的必选路径。本例患者术后采用前门控胸主动脉成像随访，证实手术效果良好，同时检出了左前降支的动脉粥样硬化改变和并发的非常罕见的冠状动脉 - 左室瘘畸形并明确了瘘口的大小。

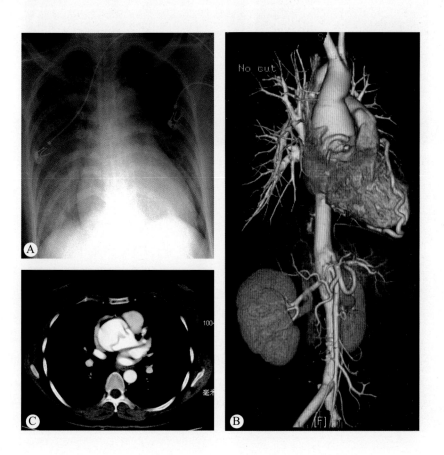

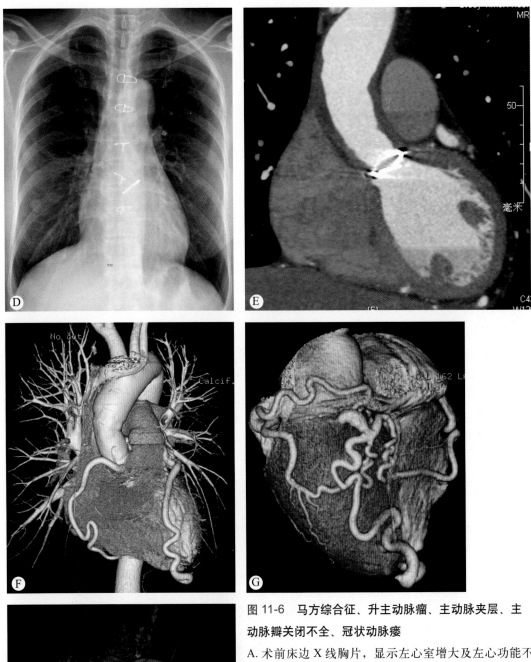

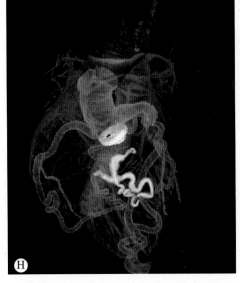

图 11-6　马方综合征、升主动脉瘤、主动脉夹层、主动脉瓣关闭不全、冠状动脉瘘

A. 术前床边 X 线胸片，显示左心室增大及左心功能不全；B、C. 术前胸腹大血管 VR 图像（B）显示主动脉根部呈瘤样扩张，主动脉根部内膜撕裂和内膜片（C）；D.Bentall 术后 X 线平片肺纹理恢复正常，左心室较前缩小；E. 主动脉根部机械瓣，升主动脉扩张已消失，其周围见"管壁"增厚；F、G. 正面 VR 像显示左、右冠状动脉扩张（F），左前降支、回旋支、钝缘支及右冠状动脉均参与并汇合成一主干于左房室沟处瘘入左心室（G）；H. 透明 VR 像图中主动脉根部的机械瓣膜标志为白色，冠状动脉为红色，冠状动脉瘘汇合处及瘘口处为黄色

七、左心房黏液瘤

【临床资料】　男性，63 岁，间断心慌憋气 3 年余，外院检查发现左心房占位转来，术前行冠状动脉 CT 检查。CT 检出冠状动脉粥样硬化性改变，管腔无狭窄。左心房内占位性病变，强化后 CT 值约为 77HU，大小为 3cm×5cm，舒张期肿物移动突向二尖瓣口进入左心室，考虑左心房黏液瘤，并经手术证实（图 11-7）。

【影像评价】　左心房黏液瘤诊断首选心脏超声，但因患者年龄大，术前需要了解冠状动脉病变。冠状动脉 CT 成像是目前无创性显示冠状动脉的最佳手段，同时可以进一步观察黏液瘤附着点以及瘤体大小，有利于制订手术方案。

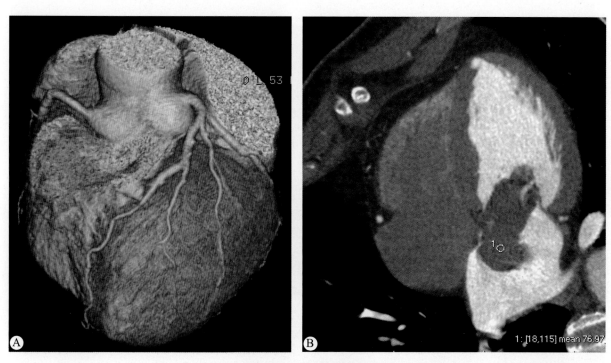

图 11-7　**左心房黏液瘤**

A. 冠状动脉 VR 像未见狭窄性病变；左心室四腔心切面示肿物边界清楚，贴近房间隔，舒张期部分突向左心室

八、室间隔膜部瘤

【临床资料】 女，46 岁，因心前区不适经朋友介绍来院要求行冠状动脉 CT 检查。

【影像学表现】 冠状动脉血管未发现动脉粥样硬化改变，主动脉窦为三个，均无异常扩张。重建 MIP 图像室间隔膜部见一大小 1.9cm×1.7cm×1.8cm 的不规则膨出，突向右心室流出道，未见破口，未见对比剂进入右心室及肺动脉。房间隔下部亦见局部向右心房的突出，边界光滑，以上所见均为先天性异常（图 11-8）。

【影像评价】 冠状动脉 CT 检查除检出冠状动脉本身病变外，可意外检出未被发现的心内畸形，为进一步诊治提供信息。

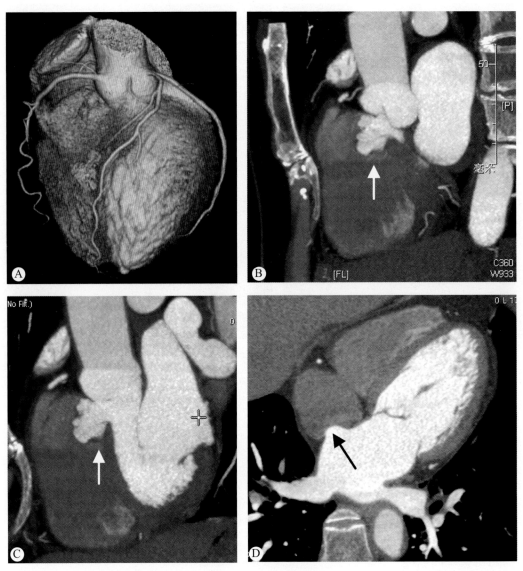

图 11-8　室间隔膜部瘤

冠状动脉未见异常（A），膜部室间隔呈不规则状突向右心室（B、C 白箭），同时可见房间隔下部向右心房的膨突（D 黑箭）

九、大动脉炎

【临床资料】　女性，47 岁，以"间断胸骨后疼痛 4 个月、加重 1 个月入院"。心脏超声提示左心房、室增大，左心室肌壁弥漫性增厚，主动脉、肺动脉管壁增厚。颈部血管超声提示双侧颈动脉、左锁骨下动脉管壁弥漫增厚，管腔内表面不光滑，考虑大动脉炎可能。为进一步全面观察病变行颈胸腹联合血管增强扫描（120kV，400mA，DLP 494.72，以转换因子 0.014 计算，有效剂量 6.9mSv）。

【影像学表现】　主动脉各段管壁普遍环行增厚，主动脉升、弓、降部及腹主动脉多发散在环形钙化斑块。双侧颈动脉、左侧锁骨下动脉及肠系膜动脉管壁增厚，左心室增大，肌壁增厚。主肺动脉明显扩张，两下肺动脉局部管壁增厚，管腔不规则，远段肺动脉分布稀疏，双肺动脉走行扭曲，右上肺动脉一分支自主肺动脉发出后骤然变细，仅留一残端。右心室尚无明显增大，肌壁略厚。符合混合型大动脉炎，病变广泛累及肺动脉，并伴肺动脉高压（图 11-9）。

【影像评价】　大动脉炎病变累及范围广泛，CT 大螺距颈胸腹（至腹主动脉分叉）联合扫描是全面观察病变的可靠手段。本例患者一次成像解决病变范围、程度及病变分型等诸多问题，对临床很有帮助。

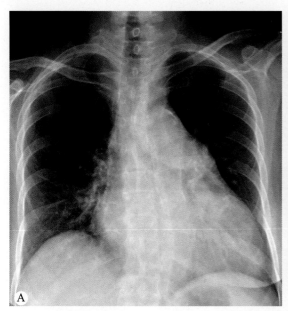
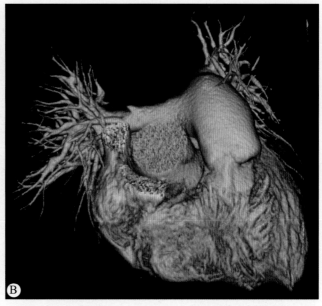

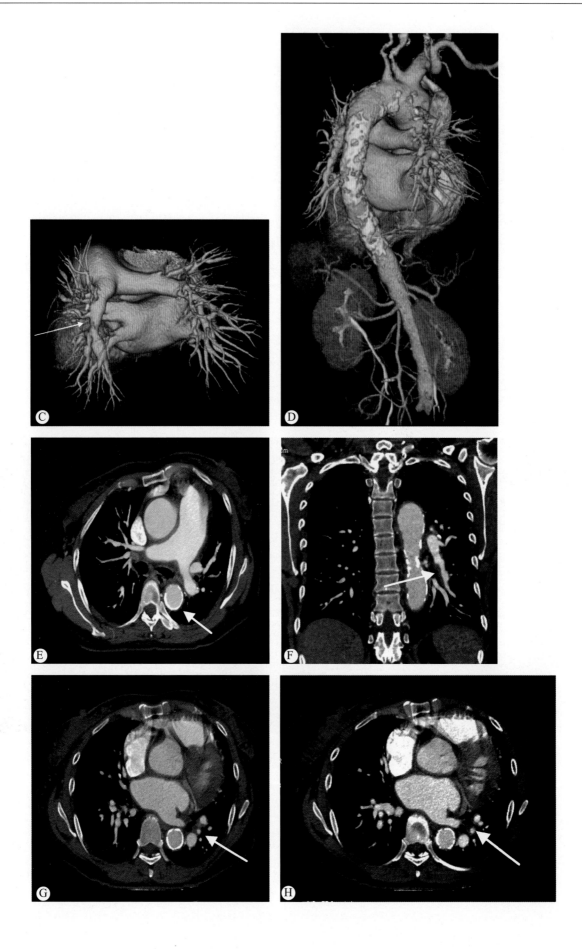

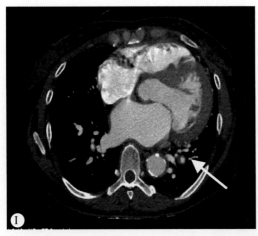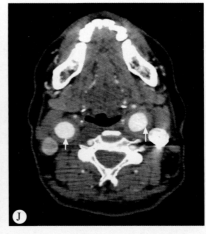

图 11-9　大动脉炎

A.X 线平片示两肺纹理走行不规则，粗细不均匀，外带纹理偏稀疏，心影及双室增大，肺动脉段突出，主动脉增宽，弓降部及降主动脉可见钙化，有大动脉炎的典型征象；B. 肺动脉 VR 像可见明显扩张的主肺动脉；C. 右下肺动脉管腔不同程度狭窄并累及段及段以下动脉（箭头）；D. 主动脉 VR 图像示主动脉弓、降部严重管壁钙化；E. 大动脉轴位图像示降主动脉管壁环行钙化（箭头）；F ～ I. 冠状位 MIP（F）、轴位 MIP（G ～ I）图像示左下肺动脉管壁明显增厚（箭头）；J. 轴位 MIP 图像示双侧颈动脉管壁环形增厚（箭头）

十、心包脂肪增多症

【临床资料】女，61 岁，体检发现心包积液转来进一步确诊。平日无症状，偶发胸闷气短。查体无异常。行胸部 CT120kV，143 ～ 166mA，NI13，Pitch：0.984，层厚 5mm，ASiR30%，有效剂量 2.3mSv。

【影像学表现】未见心包积液，各房室无扩大，心包脂肪层明显增厚。所测 CT 值与皮下脂肪组织一致。室间隔左心室面、右心室游离壁亦见条状脂肪浸润。同期行 MRI 心脏检查，进一步明确诊断（图 11-10）。

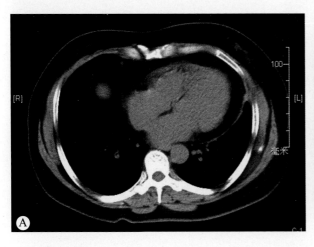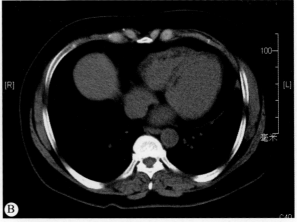

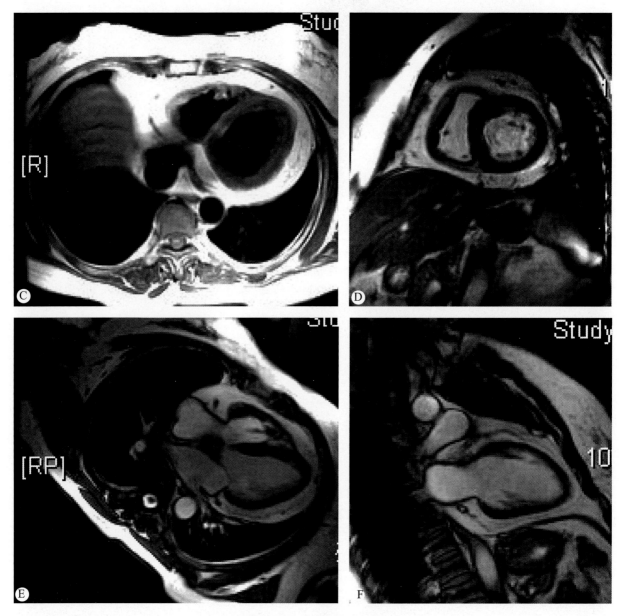

图 11-10　心包脂肪增多症

A、B.CT 示心包脂肪层明显增厚，室间隔左心室面、右心室游离壁亦见条状脂肪浸润；C.MRI 心肌平扫 T_1 加权序列，心包脂肪层明显增厚，与皮下脂肪信号相同；D. 左心室短轴 Fiesta 序列心包脂肪层增厚，其内低信号为冠状动脉血管影；E、F. 左心室垂直长轴（E）、水平长轴（F）Fiesta 序列心包脂肪层增厚

（张立仁　范丽娟　董　智）

参 考 文 献

[1] Toyofuku F, Tokumori K, Nishimura K, et al. Development of fluorescent X-ray source for medical imaging. Rev. Sci. Inst., 1995, 66 (2): 1981-1983.

[2] Xu D, Langan D A, Wu X, et al. Dual Energy CT via Fast kVp Switching Spectrum Estimation. SPIE Medical Imaging, Orlando, 2009.

[3] Kalendar W A, Perman W H, Vetter J R, et al. Evaluation of a prototype dual-energy computed tomographic apparatus. I. Phantom studies, Med. Phys, 1986, 13 (3): 334-339.

[4] Vetter J R, Perman W H, Kalendar W A, et al. Evaluation of a prototype dual-energy computed tomographic apparatus. II. Determination of vertebral bone mineral content, Med. Phys, 1986, 13 (3): 340-343.

[5] Tkaczyk J E, Langan D A, Wu X, et al. Quantization of Liver Tissue in Fast-Switched Dual kVp Computed Tomography using Linear Discriminant Analysis. SPIE Medical Imaging, Orlando, 2009.

[6] Xiaoye Wu, David A, Dan Xu, et al. Monochromatic CT Image Representation via Fast Switching Dual kVp. Medical Imaging 2009: Physics of Medical Imaging, edited by Jiang Hsieh, Ehsan Samei, Proc. of SPIE Vol, 2009, 7258, 725845.

[7] Matthew J. Budoff, Jerold S. et al. Cardiac CT Imaging Springer-Verlag Lodon Limited, 2010.

[8] Jiang Hsieh. Computed Tomography: Principles, Design, Artifacts, and Recent Advances, Second Edition. SPIE Press Monograph, 2009: 188.

[9] Mao S, Budoff M J, Oudiz R J, et al. A simple single slice method for measurement of left and right ventricular enlargement by electron beam tomography. Int J Card Imaging, 2000, 16: 383-390.

[10] Budoff M J, Mao S S, Wang S, et al. A Simple single slice method for measurement of left and right atrial volume by electron beam computed tomography. Acad Radiol, 1999, 6: 481-486.

[11] Mao S, Lu B, Oudiz R J, et al. Coronary artery motion in electron beam tomography. J Comput Assist Tomogr, 2000, 24: 253-258.

[12] Wang G, Crawford C R, Kalender W A, et al. Multi-row-detector and cone-beam spiral/helical CT, IEEE Trans. Med Imaging, 2000, 19: 922-929.

[13] Y. Zou, X. Pan. Exact image reconstruction on PI-line from minimum data in helical cone-beam CT, Phys. Med. Biol, 2004, 49: 941-959.

[14] H. Turbell. Cone-beam reconstruction using filtered backprojection, Thesis No. 672, Linkoping Univ, Sweden, 2001.

[15] Tang, J. Hsieh, A filtered backprojection algorithm for cone beam reconstruction using rotational filtering under helical source trajectory, Med. Phys, 2004, 31: 2949-2960.

[16] Jakobs TF, Becker CR, Ohnesorge B, et al. Multislice helical CT of the heart with retrospective ECG gating: reduction of radiation exposure by ECG-controlled tube current modulation. Eur Radiol, 2002, 12: 1081-1086.

[17] Mir-Akbari H, Ripsweden J, Jensen J, et al. Limitations of 64-detector-row computed tomography coronary angiography: calcium and motion but not short experience. Acta Radiol, March, 2009, 50 (2): 174-180.

[18] Dewey M, Hoffmann H, Hamm B. CT coronary angiography using 16 and 64 simultaneous detector rows: intraindividual comparison. Rofo, 2007, 179: 581-586.

[19] Brodoefel H, Burgstahler C, Tsiflikas I, et al. Dual-source CT: effect of heart rate, heart rate variability, and calcification on image quality and diagnostic accuracy. Radiology, 2008, 247: 346-355.

［20］ Ropers U，Ropers D，Pflederer T，et al. Influence of heart rate on the diagnostic accuracy of dual-source computed tomography coronary angiography. JACC-J Amer College Cardiology，2007，18：50（25）：2393-2398.

［21］ Dewey M，Vavere AL，Arbab-Zadeh A，et al. Patient characteristics as predictors of image quality and diagnostic accuracy of MDCT compared with conventional coronary angiography for detecting coronary artery stenoses：CORE-64 Multicenter International Trial. AJR-Amer J Roentgenol，2010，194（1）：93-102.

［22］ Lu B，Mao S-S，Zhuang N，et al. Coronary Artery Motion During the Cardiac Cycle and Optimal ECG Triggering for Coronary Artery Imaging. Investigative Radiology，2001，36（5）：250-256.

［23］ Husmann L，Leschka S，Desbiolles L，et al. Coronary Artery Motion and Cardiac Phases：Dependency on Heart Rate-Implications for CT Image Reconstruction. Radiology，2007，245（2）：567.

［24］ Achenbach S，Ropers D，et al. In-Plane Coronary Arterial Motion Velocity：Measurement with Electron-Beam CT. Radiology，2000，216（2）：457-463.

［25］ Jonathon Leipsic，et al. Effect of a novel vendor-specific motion-correction algorithm on image quality and diagnostic accuracy in persons undergoing coronary CT angiography without rate-control medications. J Cardiovasc Comput Tomogr，2012，6（3）：164-171.

［26］ Fuchs TA，et al. First experience with monochromatic coronary computed tomography angiography from a CT scanner with Gemstone Spectral Imaging（GSI）. J Cardiovasc Comput Tomogr，2013，7（1）：25-31.

［27］ Szilard Voros，et al. Prospective Validation of Standardized，3-Dimensional，Quantitative CoronaryComputed Tomographic Plaque Measurements Using Radiofrequency BackscatterIntravascular Ultrasound as Reference Standard in Intermediate Coronary Arterial Lesions. JACC：CARDIOVASCULAR INTERVENTIONS，2011，4（2）：198-208.

［28］ de Roos A，Myocardial perfusion imaging with multidetector CT：beyond lumenography. Radiology，2010，254（2）：321-323.

［29］ J.A. Scheske. Coronary Artery Imaging with Single- Source Rapid Kilovolt Peak–Switching Dual -Energy CT. Radiology，2013，10：1148.

［30］ Voros S. Does imaging paint a sugar- coated picture of diabetic vessels？ Plaque composition in diabetics by IVUS and CT angiography. J Nucl Cardiol，2009，16：339-344.

［31］ Voros S. Coronary Atherosclerosis Imaging by Coronary CT Angiography：Current Status，Correlation With Intravascular Interrogation and Meta-Analysis JACC：CARDIOVASCULAR IMAGING，2011，4（5）：537-548.

［32］ Lars Husmann .Coronary Artery Motion and Cardiac Phases：Dependency on Heart Rate-Implications for CT Image reconstruction. Radiology，2007，245：2.

［33］ Heffernan E J，Dodd J D，Malone D E，et al. Cardiac Multidetector CT：Technical and Diagnostic Evaluation with Evidence – based Practice Techniques. Radiology，2008，248：366-377.

［34］ Bastarrika G，Lee Y S，Huda W，et al. CT of Coronary Artery Disease. Radiology，2009，253：317-338.

［35］ Min J K，Swaminathan R V，Vass M，et al. High-definition multidetector Computed Tomography for evaluation of coronary artery stents：Comparison to standard-definition 64-detector row Computed Tomography J of Cardiov Comput. Tomogra，2009，3（4）：246-251.

［36］ Remy-Jardin M，Fairre J B，Pontana F，et al. Thoracic Application of Dual Energy Radiol Clin N Am，2010，48：193-205.

［37］ Halliburton S S，Abbara S，Chen M Y，et al. SCCT guideline on radiation dose and dose-optimization strategies in cardiovascular CT. J of Cardiov Comput Tomogra，2011，5：198-224.

［38］ Heydari B，Leipsic J，Joha ManciniL G B，et al. Diagnostic Performance of High-Definition Coronary Computed

Tomography Angiography Performed with Multiple Radiation Dose Reduction Strategies. Canadian J of Cardiology, 2011, 27：606-612.

[39] Silva A C, Morse B G, Hora A K, et al. Dual-Energy （Spectral） CT：Application in Abdominal Imaging. Radiographics, 2011, 31：1031-1046.

[40] Lv P J, Lin X Z, Li J Y, et al. Differentiation of Small Hepatic Hemangioma from Small Hepatocellular Carcinoma. Radiology, 2011, 259：720-729.

[41] Lin X Z, Miao F, Li J Y, et al . High-Definition CT Gemstone Spectral Imaging of the Brain：Initial Results of Selecting Optimal Monochromatic Imaging for Beam-Hardening Artifacts and Imaging Noise Reduction. J Comput Assist Tomogr, 2011, 35：294-297.

[42] hen J L, Du X Y, Guo D D, et al. Noise-based tube current reduction method with iterative reconstruction for reduction of radiation exposure in coronary CT angiography, European Journal of Radiology, 2013, 82：349-355.

[43] Stiller W, Schwarzwaelder C B, Sommer C M, et al. Dual-energy standard and low-KVP contrast-enhanced CT-cholangiography：A comparative analysis of imaging quality and radiation exposure. European Journal of Radiology, 2012, 81：1405-1412.

[44] Qian L J, Zhu J, Zhuang Z G, et al. Differentiation of neoplastic from bland macroscopic portal vein thrombi using dual-energy spectral CT imaging：a pilot study. European Radiology, 2012, 22：2178-2185.

[45] Zainon R, Ronaldson J P, Janmale T, et al. Spectral CT of carotid atherosclerotic plaque：comparison with histology. European Radiology, 2012, 22：2581-2588.

[46] Jang D C, Oh Y T, Kim M D, et al. Usefulness of the Virtual Monochromatic Image in Dual-Energy Spectral CT for Decreasing Renal Cyst Pseudoenhancement：A Phantom study. AJR , 2012, 199：1316-1319.

[47] Tanami Y, Jinzaki H, Yamada M, et al. Improvement of in-stent lumen measurement accuracy with new High-Definition CT in a phatom model：comparison with conventional 64-detector row CT. Int J Cardiovasc Imaging, 2012, 28：337-342.

[48] Yang W J, Zhang H, Xiao H, et al. High-Definition Computed Tomography for Coronary Artery Stents Imaging Compared with Standrad-Definition 64 Row Multidetector Computed Tomography. J Comput Assist Tomogr, 2012, 36：295-300.

[49] Wu X W, Wang W Q, Wang L, et al. A study of CT morochromatic imaging for quantitative detecting hemoglobin levels. Journal of X-ray science and technology, 2012, 20：483-488.

[50] Deng K, Zhang C Q, Li W, et al. Preliminary Application of High Definition CT Gemstone Spectral Imaging in Head and Foot Tendons. Korean Journal of Radiology, 2012, 13：743-751.

[51] Yang W J, Chen K M, Pang L F, et al. High-Definition Computed Tomography for Coronary Artery Stent Imaging ：A Phantom Study. Korean Journal of Radiology, 2012, 13：20-26.

[52] Pan Z L, Pang L F, Ding B, et al. Gastric Cancer Staging with Dual Energy Spectral CT Imaging PLOS ONE www.plosone. org 2013, 8：e53651.

[53] Nance J W, Bamberg F, Schoepf U J, et al. Coronary Computed Tomography Angiography in Patients with Chronic Chest Pain. J Thorac Imaging, 2012, 27：277-288.

[54] Boxt L M. Coronary Computed Tomography Angiography ：A Practical Guide to Performance and Interpretation. Seminars in Roentgenology , 2012：204-219.

[55] Contractor T, Parekh M, Ahmed S et al. Value of Coronary Computed Tomography as a Prognostic. Tool Clin. Cardiol, 2012, 35：467-473.

[56] Leipsic J, Labounty T M, Hague C T, et al. Effect of a novel vendor-specific motion correction algorithm on image quality and diagnostic accuracy in persons undergoing coronary CT angiography without rate-control medications. J of Cardiovas Comput Tomograp, 2012, 6：164-171.

167

［57］ Ajlan A M，Heilbron B G ，Leipsic J ，Coronary Computed Tomography Angiography for Stable Angina：Past，Present and Future Canadian Journal of Cardiology , 2013，29：266-274.

［58］ Pang L F，Zhang H，Lin W，et al. Spectral CT imaging of myocardial infarction：preliminary animal experience. Eur Radiol，2013，23：133-138.

［59］ Kazakauskaite E，Husmann L，Stehli J，et al. Imaging quality in low dose coronary computed tomography angiography with a new high-difinition CT scanner. Int J Cardiovasc imaging，2013，29：471-477.

［60］ Zhang X P，Ren Y P，Phillips W T，et al . Assessment of Hepatic Fatty Infiltration Using Spectral Computed Tomography Imaging：A Pilot Study. J Comput Assist Tomogr，2013，37：134-141.

［61］ Fuchs T A，Stehli J，Fiechter M，et al. First Experience with monochromatic coronary Computed Tomography Angiography from a 64-row CT scanner with Gemstone Spectral Imaging（GSI）. J of Cardiovascular Computed Tomography，2013，7：25-31.

［62］ Kamiya K，Kunimatsu A，Mori H，et al. Preliminary report on virtual monochromatic spectral imaging with fast KVP switching dual energy head CT：comparable image quality to that of 120-KVP CT without increasing the radiation dose. Jpn J Radiol，2013，31：293-298.

［63］ Cheng J J，Yin Y，Wu H W，et al. Optimal Monochromatic Energy Levels in Spectral CT Pulmonary Angiography for the Evaluation of Pulmonary Embolism. PLOS ONE，2013，8：63140.

［64］ Scheske J A，O'Brien J M，Earls J P，et al. Coronary artery imaging with single-source rapid kilovolt peak-switching dual-energy CT http：//radiology.rsna.org/content/early/2013/04/07/radiol.13121901.full.

附　录

附录 A　各种心脏 CT 成像扫描协议

一、冠状动脉能谱（GSI）扫描协议

适应证		冠心病，心脏肿瘤，冠状动脉先天性变异等的检测与诊断
患者检查前准备		1. 询问病史后，医师及患者和（或）家属在 CT 增强检查同意书上签字
		2. 控制心率 ≤ 65/min，心律平稳规整
		3. 去除胸部金属异物，准备静脉
		4. 告知患者检查过程及注意事项，进行屏气训练，深吸气后屏气 15s
扫描范围		气管隆突下 1cm 到膈下 1 ~ 2cm
扫描方向		头侧到足侧
kVp/mA/Rot.time		140/600/0.35s
准直器宽度		40mm（64×0.625）
螺距		心脏轴扫
SFOV/DFOV		Cardiac Small/23 ~ 25cm
扫描层厚 / 重建层厚		0.625mm/0.625mm（QC）
重建类型 / 重建方式		Std 或 Detl/70keV MONO
重建期相	前门控	75% 单期扫描，Padding=0
ASiR		50%
WW/WL		800/100
序列	能谱	GSI SnapShot Pulse 30 ~ 65 BPM+ASiR 50%
扫描类型	前门控	轴扫
扫描方法		心脏轴扫
静注 / 流量	对比剂	50 ~ 70ml
	盐水	20 ~ 30ml
流速		3.5 ~ 5.0ml/s
延迟时间		SmartPrep 监测升主动脉，阈值达到 80 ~ 120HU 启动扫描
增强方法		动脉期
呼吸位相	成人	深吸气后屏气
其他		扫描后传送工作站或 PACS

二、胸痛三联症筛查能谱（GSI）扫描协议

适应证		冠心病、肺栓塞、急性主动脉综合征的检测与诊断
患者检查前准备		1. 询问病史后，医师及患者和（或）家属在 CT 增强检查同意书上签字 2. 控制心率 ≤ 65/min，心律平稳规整 3. 去除胸部金属异物，准备静脉 4. 告知患者检查过程及注意事项，进行屏气训练，深吸气后屏气 15s
扫描范围		胸廓入口到膈底
扫描方向		头侧到足侧
kVp/mA/Rot.time		140/600/0.35s
准直器宽度		40mm（64×0.625）
螺距		心脏轴扫
SFOV / DFOV		Cardiac Small 或 Large/28 ～ 35cm
扫描层厚 / 重建层厚		0.625mm/0.625mm（QC）
重建类型 / 重建方式		Std 或 Detl/70kev MONO
重建期相	前门控	75% 单期扫描，Padding=0
ASiR		50%
WW/WL		800/100
序列	能谱	GSI SnapShot Pulse 30 ～ 65 BPM+ASiR 50%
扫描类型	前门控	心脏轴扫
扫描方法		增强
静注 / 流量	对比剂	100 ～ 120ml
	盐水	10 ～ 20ml
流速		3.5 ～ 5.0ml/s
延迟时间		SmartPrep 监测升主动脉，阈值达到 80 ～ 120HU 启动扫描
增强方法		动脉期
呼吸位相	成人	深吸气后屏气
其他		扫描后传送工作站或 PACS

三、冠状动脉增强扫描协议（心率 65 ～ 70/min）

适应证		可疑冠心病，冠状动脉变异，心脏肿瘤等的检测与诊断等且心率难以控制在 65/min 以下
患者检查前准备		1. 询问病史后，医师及患者和（或）家属在 CT 增强检查同意书上签字 2. 控制心率 65 ～ 70/min，心律平稳规整 3. 去除胸部金属异物，准备静脉 4. 告知患者检查过程及注意事项，进行屏气训练，深吸气后屏气 15s
扫描范围		气管隆突下 1cm 到膈下 1 ～ 2cm
扫描方向		头侧到足侧
kVp/mA/Rot.time		100 ～ 140/ 根据身高体重查阅能谱 CT-mA 条件表 /0.35s
准直器宽度		40mm（64×0.625）
螺距		心脏轴扫
SFOV / DFOV		Cardiac Small/23 ～ 25cm
扫描层厚 / 重建层厚		0.625mm/0.625mm
重建类型		Std
重建期相	前门控	75% 单期，Temple75%，Padding 开≥ 80ms
ASiR		50%
WW/WL		800/100
序列		SnapShot Pulse 30 ～ 65 BPM SSF+ASiR 50%
扫描类型	前门控	心脏轴扫
扫描方法		增强
静注 / 流量	对比剂	50 ～ 70ml
	盐水	20 ～ 30ml
流速		4.5 ～ 5.5ml/s
延迟时间		SmartPrep 监测升主动脉，阈值达到 80 ～ 120HU 启动扫描
增强方法		动脉期
呼吸位相	成人	深吸气后屏气
其他		扫描后传送工作站或 PACS

四、冠状动脉增强扫描协议（心率 > 70/min）

适应证		可疑冠心病，冠状动脉变异，心脏肿瘤等的检测与诊断等且心率难以控制在 70/min 以下
患者检查前准备		1. 询问病史后，医师及患者和（或）家属在 CT 增强检查同意书上签字 2. 去除心率 BMP > 70/min，心律平稳规整 3. 去除胸部金属异物，准备静脉 4. 告知患者检查过程及注意事项，进行屏气训练，深吸气后屏气 15s
扫描范围		气管隆突下 1cm 到膈下 1 ~ 2cm
扫描方向		头侧到足侧
kVp/mA/Rot.time		100 ~ 140/ 根据身高体重查阅能谱 CT-mA 条件表 /0.35s
准直器宽度		40mm（64×0.625）
螺距		0.18 ~ 0.24
SFOV / DFOV		Cardiac Small/23 ~ 25cm
扫描层厚 / 重建层厚		0.625mm/0.625mm
重建类型		Std
重建期相	后门控	45% ~ 85% 间隔 10%，Temple75%，Temple45%
ASiR		50%
WW/WL		800/100
序列		SnapShot Burst 75 ~ 110BPM SSF＋ASiR 50%
扫描类型	后门控	心脏螺旋
扫描方法		增强
静注 / 流量	对比剂	50 ~ 70ml
	盐水	20 ~ 30ml
流速		4.5 ~ 5.5ml/s
延迟时间		SmartPrep 监测升主动脉，阈值达到 80HU 启动扫描
增强方法		动脉期
呼吸位相	成人	深吸气后屏气
其他		扫描后传送工作站或 PACS

五、冠状动脉低剂量增强扫描协议（心率≤65/min）

适应证		冠状动脉各种先天性变异，可疑冠心病，心脏肿瘤等的检测与诊断
患者检查前准备		1. 询问病史后，医师及患者和（或）家属在 CT 增强检查同意书上签字
		2. 控制心率 40 ~ 65/min，心律平稳规整
		3. 去除胸部金属异物，准备静脉
		4. 告知患者检查过程及注意事项，进行屏气训练，深吸气后屏气 15s
扫描范围		气管隆突下 1cm 到膈下 1 ~ 2cm
扫描方向		头侧到足侧
kVp/mA/Rot.time		100 ~ 140/ 根据身高体重查阅能谱 CT-mA 条件表 /0.35s
准直器宽度		40mm （64×0.625）
螺距		心脏轴扫
SFOV/DFOV		Cardiac Small/23 ~ 25cm
扫描层厚 / 重建层厚		0.625mm/0.625mm
重建类型		Std
重建期相	前门控	75%单期扫描，Padding=0
ASiR（宝石 CT）		50%
WW/WL		800/100
序列		SnapShot Pulse 30 ~ 65 BPM+ASiR 50%
扫描类型	前门控	心脏轴扫
扫描方法		增强
静注 / 流量	对比剂	50 ~ 70ml
	盐水	20 ~ 30ml
流速		4.5 ~ 5.5ml/s
延迟时间		SmartPrep 监测升主动脉，阈值达到 80 ~ 120HU 启动扫描
增强方法		动脉期
呼吸位相	成人	深吸气后屏气
其他		扫描后传送工作站或 PACS

六、冠状动脉增强扫描协议（支架高分辨扫描）

适应证	冠状动脉支架术后复查	
患者检查前准备	1. 询问病史后，医师及患者和（或）家属在 CT 增强检查同意书上签字 2. 控制心率且心律平稳规整 3. 去除胸部金属异物，准备静脉 4. 告知患者检查过程及注意事项，进行屏气训练，深吸气后屏气 15s	
扫描范围	气管隆突下 1cm 到膈下 1 ～ 2cm	
扫描方向	头侧到足侧	
kVp/mA/Rot.time	120 ～ 140/ 根据身高体重查阅能谱 CT-mA 高分辨条件表 /0.35s	
准直器宽度	40mm（64×0.625）	
螺距	前门控：轴扫，后门控：0.18 ～ 0.24	
SFOV/DFOV	Cardiac Small/23 ～ 25cm	
扫描层厚 / 重建层厚	0.625mm/0.625mm	
重建类型	HD Detail/Std	
重建期相	前门控	65% ～ 85%（间隔 10%）Padding 关
	后门控	45% ～ 85%（间隔 10%）
ASiR	30%	
WW/WL	800/100	
序列	SnapShot Pulse 30 ～ 65 BPM Hi Res＋ASiR30% SnapShot Burst 75 ～ 110BPM Hi Res＋ASiR30%	
扫描类型	前门控	心脏轴扫
	后门控	心脏螺旋
扫描方法	增强	
静注 / 流量	对比剂	50 ～ 70ml
	盐水	20 ～ 30ml
流速	4.5 ～ 5.5ml/s	
延迟时间	SmartPrep 监测升主动脉，阈值达到 80 ～ 120HU 启动扫描	
增强方法	动脉期	
呼吸位相	成人	深吸气后屏气
其他	扫描后传送工作站或 PACS	

七、冠状动脉增强扫描协议（旁路移植术后）

适应证		冠状动脉旁路移植术后复查（支架搭桥共存患者用搭桥方案后门控扫描）
患者检查前准备		1. 询问病史后，医师及患者和（或）家属在 CT 增强检查同意书上签字 2. 控制心率且心律平稳规整 3. 去除胸部金属异物，准备静脉 4. 告知患者检查过程及注意事项，进行屏气训练，深吸气后屏气 15s
扫描范围		主动脉弓上缘到膈下 1 ～ 2cm
扫描方向		头侧到足侧
kVp/mA/Rot.time		100 ～ 140/ 根据身高体重查阅能谱 CT-mA 条件表 /0.35s
准直器宽度		40mm （64×0.625）
螺距		0.18 ～ 0.24
SFOV/DFOV		Cardiac Small/23 ～ 25cm
扫描层厚 / 重建层厚		0.625mm/0.625mm
重建类型		Std
重建期相	后门控	45% ～ 85% 间隔 10% 重建层厚 0.625mm＋0% ～ 95%（间隔 5%）重建层厚 1.25mm （心功能分析）
ASiR		50%
WW/WL		800/100
序列		SnapShot Burst 75 ～ 110BPM＋ASiR 50%
扫描类型	后门控	心脏螺旋
扫描方法		增强
静注 / 流量	对比剂	70 ～ 100ml
	盐水	20 ～ 30ml
流速		4.5 ～ 5.5ml/s
延迟时间		SmartPrep 监测升主动脉，阈值达到 80HU 启动扫描
增强方法		动脉期
呼吸位相	成人	深吸气后屏气
其他		扫描后传送工作站或 PACS

八、胸痛三联症筛查扫描协议（前门控）

适应证	冠心病，肺栓塞，急性主动脉综合征的检测与诊断	
患者检查前准备	1. 询问病史后，医师及患者和（或）家属在 CT 增强检查同意书上签字 2. 控制心率≤ 65/min，心律平稳规整 3. 去除胸部金属异物，准备静脉 4. 告知患者检查过程及注意事项，进行屏气训练，深吸气后屏气 15s	
扫描范围	胸廓开口到膈底	
扫描方向	头侧到足侧	
kVp/mA/Rot.time	100 ～ 140/ 根据身高体重查阅能谱 CT-mA 条件表 /0.35s	
准直器宽度	40mm（64×0.625）	
螺距	前门控：轴扫	
SFOV/DFOV	Cardiac Small/23 ～ 25cm	
扫描层厚 / 重建层厚	0.625mm/0.625mm	
重建类型	Std	
重建期相	前门控	75%单期扫描，Padding=0
ASiR（宝石 CT）	50%	
WW/WL	800/100	
序列	SnapShot Pulse 30 ～ 65 BPM+ASiR 50%	
扫描类型	前门控	心脏轴扫
扫描方法	增强	
静注 / 流量	对比剂	100 ～ 120ml
	盐水	10 ～ 20ml
流速	4.0 ～ 5.0ml/s	
延迟时间	SmartPrep 监测升主动脉，阈值达到 80 ～ 120HU 启动扫描	
增强方法	动脉期	
呼吸位相	成人	深吸气后屏气
其他	扫描后传送工作站或 PACS	

九、胸痛三联症筛查扫描协议（后门控）

适应证		冠心病，肺栓塞，急性主动脉综合征等的检测与诊断
患者检查前准备		1. 询问病史后，医师及患者和（或）家属在 CT 增强检查同意书上签字
		2. 控制心率不能满足 ≤ 65/min，心律平稳规整
		3. 去除胸部金属异物，准备静脉
		4. 告知患者检查过程及注意事项，进行屏气训练，深吸气后屏气 15s
扫描范围		胸廓开口到膈底
扫描方向		头侧到足侧
kVp/mA/Rot.time		100 ～ 140/ 根据身高体重查阅能谱 CT-mA 条件表 /0.35s
准直器宽度		40mm（64×0.625）
螺距		0.18 ～ 0.24
SFOV/DFOV		Cardiac Small/23 ～ 25cm
扫描层厚 / 重建层厚		0.625mm/0.625mm
重建类型		Std
重建期相	后门控	45% ～ 85% 间隔 10% 重建层厚 0.625mm
ASiR		50%
WW/WL		800/100
序列		SnapShot Burst 75 ～ 110BPM+ASiR 50%
扫描类型	后门控	心脏螺旋
扫描方法		增强
静注 / 流量	对比剂	100 ～ 120ml
	盐水	20ml
流速		4.5 ～ 5.5ml/s
延迟时间		SmartPrep 监测升主动脉，阈值达到 80HU 启动扫描
增强方法		动脉期
呼吸位相	成人	深吸气后屏气
其他		扫描后传送工作站或 PACS

十、小儿先天性心脏病容积穿梭技术扫描协议

适应证		小儿复杂先天性心脏病
患者检查前准备		1. 询问病史后，医师及患者家属在 CT 增强检查同意书上签字 2. 去除胸部金属异物，准备静脉 3. 不能配合的婴幼儿需镇静后检查 4. 告知患者家属检查过程及注意事项
扫描范围		胸廓开口到膈底或根据病情酌情增减
扫描方向		头侧到足侧
kVp/mA/Rot.time		80 ~ 100/ 自动毫安，NI=16 ~ 18/0.4s
准直器宽度		40mm（64×0.625）
螺距		1.375
SFOV/DFOV		Smallbody/18 ~ 25cm
扫描层厚 / 重建层厚		1.25mm/1.25mm
重建类型		Std
重建 PASS（容积穿梭）		≤ 8PASS
ASiR		50%
WW/WL		800/100
序列		Children heart volume shuttle 500
扫描类型（容积穿梭）		螺旋
扫描方法		增强
静注 / 流量	对比剂	< 5kg：体重 ×（2 ~ 2.5）；5 ~ 10kg：体重 ×（1.5 ~ 2）；> 10kg：体重 ×1.5
	盐水	造影剂用量 ×（1/2 ~ 2/3）
流速		< 5kg：1.5 ~ 2.0ml/s；5 ~ 10kg：1.8 ~ 2.0ml/s；> 10kg：2.0 ~ 3.0ml/s
延迟时间		下肢注射 6 ~ 8s，上肢注射 5 ~ 7s
增强方法		多期相采集
呼吸位相	婴幼儿	自由呼吸
其他		扫描后传送工作站或 PACS

十一、成人先天性心脏病容积穿梭技术扫描协议

适应证		复杂先天性心脏病
患者检查前准备		1. 询问病史后，医师及患者和（或）患者家属在 CT 增强检查同意书上签字
		2. 去除胸部金属异物，准备静脉
		3. 告知患者检查过程及注意事项，进行屏气训练，深吸气后屏气 15 ~ 20s
扫描范围		胸廓开口到膈底或根据病情酌情增减
扫描方向		头侧到足侧
kVp/mA/NI/Rot.time		100/ 自动 /18 ~ 20/0.4s
准直器宽度		40mm（64×0.625）
螺距		1.375
SFOV/DFOV		Smallbody/25 ~ 32cm
扫描层厚 / 重建层厚		1.25mm/1.25mm
重建类型		Std
重建 PASS（容积穿梭）		≤ 8PASS
ASiR		50%
WW/WL		800/100
序列		Adult heart volume shuttle 500
扫描类型（容积穿梭）		螺旋
扫描方法		增强
静注 / 流量	对比剂	体重 ×（1.2 ~ 1.5）
	盐水	造影剂用量 ×1/2 ~ 2/3
流速		4.0 ~ 4.5ml/s
延迟时间		下肢注射 6 ~ 8s，上肢注射 5 ~ 7s
增强方法		多期相采集
呼吸位相	成人	吸气后屏气
其他		扫描后传送工作站或 PACS

冠脉低剂量扫描条件

BMI ≤ 28 且体重 ≤ 85kg，100kVp，ASiR=50

28 < BMI ≤ 33 且体重 ≤ 90kg，120kVp，ASiR=50

备注：红色区域为120kVp，绿色区域为100kVp，特殊 BMI 140kVp

BMI ≤ 22.5 且体重 ≤ 60kg，80kVp，mA= 常规 1.3 ～ 1.5 倍，ASiR=60

	120	125	130	135	140	145	150	155	160	165	170	175	180	185	190
30	300														
2.5	350	300													
35	420	400	350	300											
37.5	520	420	400	260											
40	500	500	450	400	300										
42.5	550	500	480	450	400	300									
45	600	550	550	500	450	380	300								
47.5			550	550	450	380	300	300							
50			600	600	550	480	350	300	280						
52.5				650	600	550	480	350	300						
55					600	600	500	380	350	300					
57.5					650	550	550	400	350	300	280				
60					700	600	600	450	380	320	300	250			
62.5						650	600	550	400	350	320	280			
65						700	650	650	500	400	350	300	300		
67.5							700	600	600	450	380	350	350	300	
70								650	700	500	450	400	400	350	
72.5								700	600	600	550	450	450	400	350
75									650	700	580	480	500	450	400
77.5									700	600	650	500	550	500	450
80										650	700	550	600	550	500
82.5										700	600	650	650	600	550
85											700	700	700	680	650
87.5												600	600	600	600
90												700	700	700	700
92.5															
95															
97.5															
100															

推荐 1：mA < 500，Small Cardiac Bowtie；mA ≥ 500，Large Cardiac Bowtie

推荐 2：对比剂用量 = 体重 kg×0.8

备注：此表条件为参考值，具体条件请参照患者体型上下浮动

冠状动脉高清扫描条件

备注：红色区域 140kVp，最大毫安 630；绿色区域 120kVp，最大毫安 740
体重≤90kg，120kVp，ASiR=30
体重＞90kg，140kVp，ASiR=30

	120	125	130	135	140	145	150
30							
32.5	450	400	350	300			
35	550	480	400	350			
37.5	650	580	500	450	380		
40	630	600	550	500	450	350	
42.5		630	600	550	500	400	350
45			700	650	550	450	350
47.5			630	700	600	500	400
50				630	700	550	450
52.5					700	600	500
55					630	700	600
57.5						630	700
60							700
62.5							630
65							
67.5							
70							
72.5							
75							
77.5							
80							
82.5							
85							
87.5							
90							
92.5							
95							
97.5							
100							

	155	160	165	170	175	180	185	190
30								
32.5								
35								
37.5								
40								
42.5								
45	350							
47.5	400	350						
50	400	350	300					
52.5	500	450	350	300				
55	550	500	400	350	350			
57.5	600	500	450	400	350			
60	650	550	500	450	400	350		
62.5	650	550	500	450	400	350	350	
65	700	600	500	450	450	400	350	350
67.5	630	700	650	500	500	450	400	350
70		700	600	550	500	450	450	350
72.5		630	700	600	550	500	400	350
75			700	600	550	500	450	400
77.5			630	700	535	455	385	330
80				700	600	550	500	450
82.5				630	700	600	550	480
85					700	650	600	550
87.5					630	700	650	550
90						700	650	600
92.5						630	700	600
95							700	650
97.5							630	700
100								700

推荐 1：mA＜500，Small Cardiac Bowtie；mA≥500，Large Cardiac Bowtie

推荐 2：对比剂用量＝体重 kg×0.8

备注：此表条件为参考值，具体条件请参照患者体型上下浮动

（刘　喆　刘军波　张晓浩　管延芳　付东海　张津瑀　周　伟　刘艳平）

附录 B　CT 冠状动脉造影检查知情同意书

姓名	性别	年龄	科别

先生 / 女士：

　　CT 冠状动脉造影检查需静脉注射含碘对比剂，部分病人需服用倍他乐克。用碘对比剂后极少部分人会发生过敏反应，严重者可危及生命。根据共识，此种反应事先不能以任何一种试验方法加以预测和防止。服用倍他乐克少部分人可发生头晕、晕厥等不良反应。

　　如病人及家属对此达成共识，请签字确认。

　　您有下述情况，请在项目前划"√"（以下各项均涉及您本次检查的安全性，务请如实填写；否则您要承担由此引起的不良后果）。

□造影剂过敏史	□药物、食物过敏史	□哮喘史
□风疹块或皮肤过敏史	□过敏性鼻炎	□糖尿病
□红斑狼疮	□多发性骨髓瘤	□慢性肾炎
□肾功能不全	□甲状腺功能亢进症	□高血压
□慢性支气管炎　肺气肿	□心功能不全	□今日是否服用药物
□青光眼	□无上述因素	

CT 冠状动脉造影检查注意事项：

1. 糖尿病患者如服用二甲双胍类药物，检查前需停药 24 小时，检查后需停药 48 小时。

2. 检查当日如发生早搏、房颤、心律不齐者，请复查心电图后再决定可否检查。

3. 心率过快对此项检查图像质量影响很大，您的心率要求控制在 65 次 / 分钟（最佳）。部分病人需服用倍他乐克，服药同时饮水 3 纸杯，有利于药物吸收并达到快速降心率的目的。服药后您在候诊区安静休息，期间可观看冠脉 CT 录像，提前做好各项准备，女患者需要脱掉胸衣，摘掉胸前饰物。

4. 您在等候过程中需要练习吸气、憋气 4 次，并注意每次吸气幅度保持一致。每次憋气 15 秒。检查中需要您与技师多次配合吸气、憋气，检查过程中不可讲话，身体不可移动。

5. 当血管内注入碘对比剂后身体会感觉发热，属于正常现象，请勿紧张，仍需保持身体不动。

6. 检查结束后，拔掉留置针后需按压针眼 5 分钟，以防出血。您到候诊区休息，观察有无不良反应，30 分钟后如无不适可离开医院。检查结束后需大量饮水，24 小时内饮水不低于 2400ml，以稀释药液并尽快排出体外。

医师签字：_____

年　月　日　时　分

我已详细阅读所有告知内容，对医护人员的解释明白并理解，经慎重考虑，同意做此项检查。

被检查人：_____　家属：_____　与被检查人关系：_____

年　月　日　时　分

　　注：无民事行为能力或由于医疗保护需要可请家属签字，必须注明与患者关系

　　此协议有效期只限本次检查期间

附录 C 冠状动脉 CT 检查流程及患者注意事项

一、您知道什么是冠状动脉 CT 吗？

冠状动脉 CT 是用 CT 增强扫描的方式显示心脏冠状动脉血管的一项无创性影像检查方法，是筛查、诊断、随访冠心病的有效手段。

二、您知道在冠状动脉 CT 检查过程中要注意什么吗？

冠状动脉CT检查的流程及注意事项

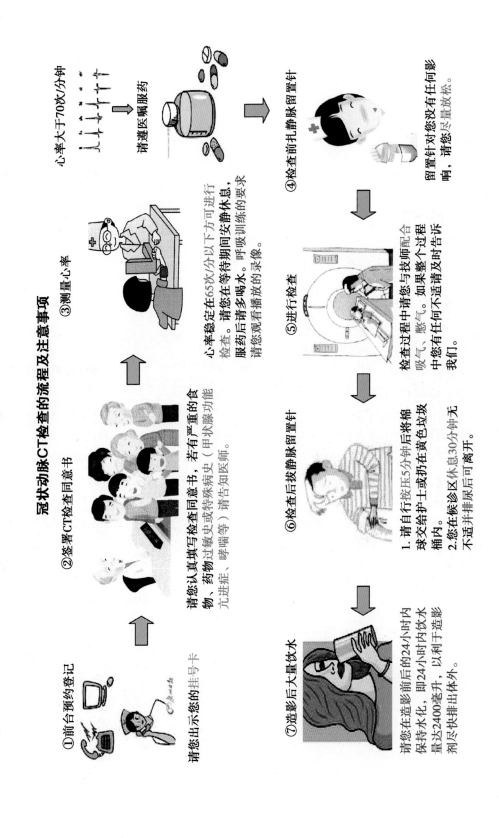

①前台预约登记

请您出示您的挂号卡

②签署CT检查同意书

请您认真填写检查同意书，若有严重病物、药物过敏史或特殊病史（甲状腺功能亢进症、哮喘等）请告知医师。

③测量心率

心率大于70次/分钟

请遵医嘱服药

心率稳定在65次/分以下方可进行检查。请您在等待期间安静休息，服药后请多喝水。呼吸训练的要求请您观看播放的录像。

④检查前扎静脉留置针

留置针对您没有任何影响，请您尽量放松。

⑤进行检查

检查过程中请您与技师配合吸气、憋气。如果整个过程中您有任何不适请及时告诉我们。

⑥检查后拔静脉留置针

1. 请自行按压5分钟后将棉球交给护士或扔在黄色垃圾桶内。
2. 您在候诊区休息30分钟无不适并排尿后可离开。

⑦造影后大量饮水

请您在造影前后的24小时内保持水化，即24小时内饮水量达2400毫升，以利于造影剂尽快排出体外。

索 引